中医外治疗法治百病丛书

总主编 陈秀华 陈全新

水针刀微创疗法

主 编 吴汉卿 吴军瑞

U0391141

 人民卫生出版社

图书在版编目（CIP）数据

水针刀微创疗法 / 吴汉卿，吴军瑞主编 . —北京：
人民卫生出版社，2014

（中医外治疗法治百病丛书 / 陈秀华，陈全新总主编）

ISBN 978-7-117-18857-9

Ⅰ. ①水… Ⅱ. ①吴…②吴… Ⅲ. ①水针疗法
Ⅳ. ①R245.9+5

中国版本图书馆 CIP 数据核字（2014）第 209323 号

人卫社官网　**www.pmph.com**	出版物查询，在线购书
人卫医学网　**www.ipmph.com**	医学考试辅导，医学数据库服务，医学教育资源，大众健康资讯

中医外治疗法治百病丛书

水针刀微创疗法

主　　编：吴汉卿　　吴军瑞

出版发行：人民卫生出版社（中继线 010-59780011）

地　　址：北京市朝阳区潘家园南里 19 号

邮　　编：100021

E - mail：pmph @ pmph.com

购书热线：010-59787592　　010-59787584　　010-65264830

印　　刷：北京汇林印务有限公司

经　　销：新华书店

开　　本：710×1000　1/16　　印张：13　　插页：4

字　　数：240 千字

版　　次：2014 年 10 月第 1 版　　2014 年 10 月第 1 版第 1 次印刷

标准书号：ISBN 978-7-117-18857-9/R·18858

定　　价：29.00 元

打击盗版举报电话：**010-59787491　　E-mail: WQ @ pmph.com**

（凡属印装质量问题请与本社市场营销中心联系退换）

编委会

主　　编　吴汉卿　吴军瑞

副 主 编　李滋平　邓忠明　王慧敏　赵　帅
　　　　　李晓初　张浩杰　王　刚　韩旭东
　　　　　薛爱荣　吴艳荣

编　　委　徐敬博　吴军尚　刘　军　梁　亮
　　　　　黄　建　乔新惠　卿　鹏　赵紫昊
　　　　　邝志强　常玉龙　王　瑞　魏新宽
　　　　　杨俊亚　师中强　闫传生　张　强
　　　　　田宽红　吴洋洋

图片制作　吴国龙　王　伟
摄　　影　黄　建

作 者 简 介

吴汉卿，男，主任医师，教授，水针刀微创疗法创始人，筋骨三针法发明人，脊柱相关病九大诊疗区创立者。张仲景国医学院教授、广东省中医院主任医师、世界针灸联合会副秘书长、专家委员、世界中医药联合会针刀分会副秘书长、中国骨伤微创水针刀学术委员会会长、中国针灸学会微创针刀分会副主任委员、中华中医药学会针刀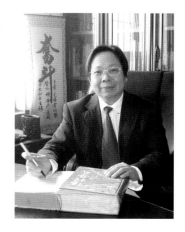分会常委、中华传统医学会专家委员、兼任国家人事部中国骨伤人才学会微创分会副主席、全国高等中医药院校骨伤教育研究会副会长、中国颈肩腰腿痛学会执行主席、全国高等中医药院校骨伤教材《水针刀微创技术》与《中医筋骨三针疗法》创新教材主编；"十一五"规划全国高等中医药教材《脊诊整脊微创技术学》副主编，中国诗词协会副会长，出版有《吴汉卿诗词选》。现任世界针灸联合会微创针法研究院院长、南阳水针刀新针法专科医院院长、南阳市市政协委员、市九三学社委员。

水针刀微创疗法是由吴汉卿教授经过近30年的潜心研究，将传统九针（南阳清朝年间医圣祠"刀针"）与现代水针相结合，发明的一种中医微创针法，并根据人体生物力学、病理学原理，提出了"人体软组织立体三角平衡学原理"，总结出了十四经筋区带筋结治疗点新

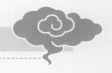

学说,进一步结合了针挑疗法与太极针法,将中医针法与西医刀法有机结合,研制出了"**中医筋骨三针法**",创立了十大针法。并在治疗脊柱相关疾病方面,根据内脏疾病反射规律、脊柱生物信息原理学说,创立了脊柱相关疾病九大对应区。

20世纪80年代至今,先后编写出版了《大成水针刀疗法》、《脊柱相关病水针刀微创疗法》、《中医微创入路解剖彩色图谱》、《筋骨针三针法》、全国高等中医药院校《水针刀微创技术》、《中医筋骨三针疗法》创新教材,并编著了我国第一套完整的《中华针刀·水针刀微创治疗学挂图》、《脊柱相关病九大诊疗区挂图》等挂图、图谱、专著、教材近二十部。

水针刀微创疗法及筋骨三针法获国家专利17项,科技成果二等奖3项,2009年获得河南省中医特色技术比武总赛二等奖,被国家中医药管理局列为国家级中医药Ⅰ类继续教育项目及"国家中医医疗水针刀技术"。同时被国家中医药管理局、中华医学会选入中央电视台中华医药节目联合举办的《杏林寻宝》节目、央视网华人频道《华人名医》,1999年至今已成功地举办全国性学习班两百余期,培训国内外医生2万余名,学员遍布海内外,其中包括中国香港、中国台湾以及马来西亚、新加坡、韩国、澳大利亚、新西兰、加拿大、美国、俄罗斯、南非等。

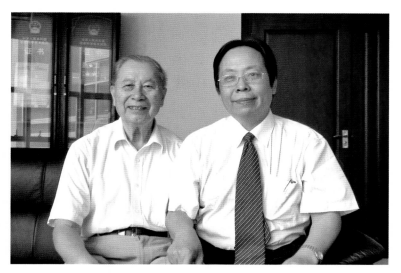

吴汉卿教授与著名解剖专家钟世镇院士合影

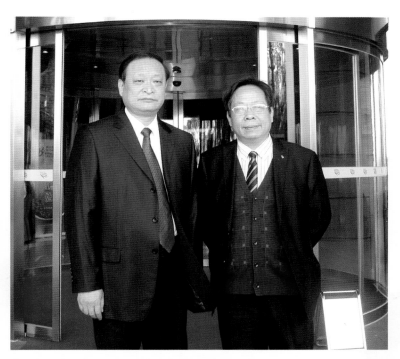

吴汉卿教授与国家中医药管理局王国强局长合影

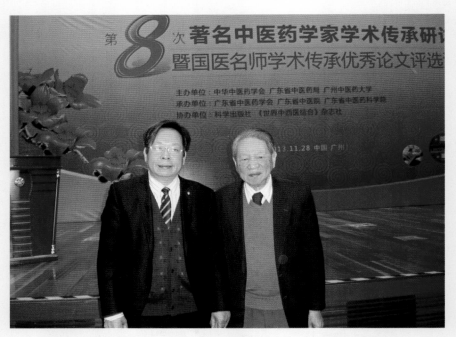

吴汉卿教授与中国中医科学院陈可冀院士合影

遒贈
吴汉卿主任

九针水针针刀一体

药氧磁化疗法神奇

尚天裕于北京

二〇〇八月

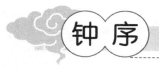

钟 序

吴汉卿教授作为一名中年医学专家,能够对学术如此执著的追求,实在是难能可贵。他经过二十余年临床实践,总结发明了水针刀微创疗法及筋骨三针法,创立了脊柱相关疾病九大诊疗区,并结合大量尸体解剖标本、动态人体,根据临床中水针刀及筋骨针治疗疾病的特殊病例,精心设计编写成《中医微创解剖入路彩色图谱》,这种锲而不舍、刻苦钻研的精神,值得广大临床医学工作者大力弘扬。

《水针刀微创疗法》是作者在20世纪90年代中期出版的《大成水针刀疗法》的基础上,进一步结合多年的临床实践经验,总结编写而成。上篇着重阐述了水针刀微创疗法的治疗机制,并根据人体软组织生物力学、病理学原理,创新性地提出了"人体软组织立体三角平衡原理学说",并根据软组织三角生物力学应力点(又为病理学损伤点),确定是水针刀治疗的进针点,在此基础上总结出了新颖独特的三针法。同时根据骨高压症的理论学说,进一步对筋骨三针骨膜旋转减压术结合水针刀微创疗法,治疗股骨头坏死症、骨性关节炎及跟骨高压症等进行了阐述,着重论述了作者创立的脊柱相关疾病九大诊疗区、胸腹部九大对应区及四肢点的定位;下篇详细介绍了应用水针刀松解、水针刀注射、药磁线留置,治疗十几种脊柱相关性疾病、操作要点及注意事项,并介绍了水针刀药物结合、药氧结合、药线结合的研究,使水针刀微创疗法对脊柱相关疾病及疑难疾病的疗效更确切。

作者在几十年的临床实践中,执著进取、刻苦钻研,编著出版了《脊柱相关病九大诊疗区挂图》、《中华针刀·水针刀微创治疗学挂图》及《中医微创彩色图谱》等创新著作,这些学术观念,立意新颖独特,充分展示了作者功底深厚的理论基础与勤奋创新的学术思想,为中医微创及针刀医学的临床应用作出了杰出的贡献。

《水针刀微创疗法》一书图文并茂、内容翔实、新颖,具有较高的实用性、科学性与先进性。该书的出版,对广大骨伤、疼痛、针刀、水针刀、筋骨针法及中医微创临床医师的操作,具有指导意义,是临床、教学、科研方面具有较高参考价值的书籍。值得大力推荐,并乐意为该书作序。

中国工程院院士 钟世镇

南方医科大学临床解剖学研究所

2013 年 3 月

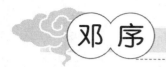

邓 序

　　吴汉卿教授是目前针刀微创领域内著名的专家与学者,自20世纪80年代末,作者在临床实践中刻苦钻研,融汇中西医精华,经过多年的不懈进取,在传统九针与现代水针疗法的基础上,总结发明了水针刀疗法,并且在疾病解剖分区上进行了艰苦探索,系统地将脊柱带划分出九大系统疾病相关诊疗区,并提出了"人体软组织立体三角平衡学说",总结出了十四经筋区带筋结治疗点新学说,并进一步根据特种针法中的太极针法、针挑疗法,总结发明出了"中医筋骨三针疗法"。作者锲而不舍、刻苦钻研的科学钻研精神,实在是难能可贵。

　　《水针刀微创疗法》是作者在30余年的临床实践中,总结编写而成。上篇重点阐述了水针刀微创疗法的治疗机制,三角平衡原理学说,筋骨三针法减压机制,人体危险区的划分,水针刀的针法技巧,介绍了作者创立的脊柱相关疾病九大诊疗区,胸腹部九大对应区及四肢治疗点,适应证、禁忌证等;下篇详细介绍了应用水针刀松解、水针刀注射、药磁线留置,治疗十几种脊柱相关性疾病、操作要点及注意事项,并介绍了水针刀药物结合、药氧结合、药线结合的研究,使水针刀微创疗法对脊柱相关疾病及疑难疾病的疗效更确切。为使水针刀疗法更加完善,利于普及推广,作者在几十年的临床实践中,执著进取、不断创新,总结出了脊柱相关病九大诊疗区,提出了软组织三角平衡原理学说,这些学术思想,立意新颖独特,充分展示了作者功底深厚的理论基础与勤奋创新的学术思想。

　　该书内容翔实,图文并茂,学术新颖,针法技巧独特,具有先进性、科学性、实用性。这与作者深厚的中西医理论知识和实践经验是分不开的。本书实为临床骨伤科、针灸、针刀医师较实用的参考书籍。值此佳作付梓之际,作者邀我为该书作序,我欣然同意,谨作此序。同时,我殷切希望该书能为人类健康带来新的福音。

世界针灸学会联合会主席

邓良月

二〇一三年三月

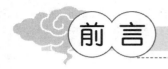

前　言

　　我与陈秀华教授是多年的挚友,去年金秋时节,陈秀华教授计划通过人民卫生出版社编著出版中医外治疗法系列丛书,邀请我编写《水针刀微创疗法》一书,该书是在《大成水针刀疗法》基础上总结撰写的。《大成水针刀疗法》作为水针刀疗法的处女作,其稿源自1989年开始在临床上应用空心水针刀疗法,当时一边为患者治病,一边总结撰写,原稿拟名为《空心水针刀临床治验》,后来经原世界中医骨伤泰斗尚天裕教授提名为《大成水针刀疗法》,该稿1996年底转交中国医药科技出版社,经过反复修改,1997年底出版。经过近30年的临床实践、科研与教学推广,取得了显著的疗效。正如尚天裕教授生前所总结的:"在临床中,水针刀能回抽检测,减少了闭合性手术的盲目性;在治疗部位,水针刀直接注射消除无菌炎症的松解液,克服了微创针法的复发性;首次将氧制剂、药磁线应用到针刀领域,对治疗疼痛病,取得了突破性进展;水针刀治疗脊柱相关病,作者创立了脊柱相关病九大诊疗区,使传统经穴简易化,开创了脊柱相关病的诊疗先河。"

　　自水针刀微创疗法问世后,在医圣故里南阳张仲景国医学院推广,承蒙四海同仁关爱,千里迢迢蜂拥至医圣故里求教,随之在北京中医科学院、广州暨南大学医学院、云南中医学院、上海中医药大学、深圳卫校等地推广讲学,自知才疏学浅,乃发奋攻读古今医理、钻研人体三维解剖,使水针刀法达到"刀随心神走,游离筋骨间"、"刀随手腕转,效从指下生"的境界。

　　在三十余年的临床教学科研过程中,为了使水针刀微创疗法和筋骨三针法在解剖理论、临床治疗与针法技巧方面,达到一种更加安全有效的境界,为此带着这种使命,吾每天时刻都处在匆匆忙忙、勤奋不息之中,由于多年来在解剖室内从事研究针刀微创解剖与教学,长时间受到福尔马林的侵袭,造成眼底黄斑区出血与肺纤维化,导致视力减退,总感觉胸闷气短,即使这样也要执著地去总结编写工作。在出版本书之前的2013年春节,也在匆忙地整理编写"全国高等中医院校《水针刀微创技术》创新教材",同时还要完成中医微创水针刀解剖馆的建设工作。

《水针刀微创疗法》一书，由于时间仓促、涉及范围广，不完善之处在所难免，望医学界专家同仁给予指正，使水针刀微创疗法逐步完善，以便更好地造福人类。

吴汉卿 拾又2013年春

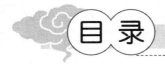

目 录

上篇 总 论

总　　论

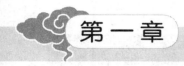

第一章

水针刀微创疗法概述

第一节　水针刀微创疗法与针具简介

一、水针刀微创疗法简介

水针刀微创疗法是吴汉卿教授在南阳张仲景医圣祠内清朝年间的"刀针"基础上，经过近三十年临床潜心研究，与现代水针疗法相结合，所发明的一种中医微创针法，该针法具有松解筋结，注射药氧，留置磁线的作用，治疗软组织损伤病、疼痛病及脊柱相关疾病有确切疗效（图上1-1）。

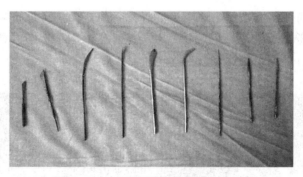

图上1-1　南阳医圣祠清朝年间刀针

在治疗骨伤病方面：根据中医筋经学说及现代软组织损伤学，人体生物力学、病理学，作者提出了"人体软组织立体三角平衡原理"学说，创立了动静平衡三针法。

在治疗脊柱相关疾病方面：作者根据人体内脏疾病在脊柱区带的反射规律，创立了脊柱相关疾病九大诊疗区及胸腹部九大对应诊疗区，为治疗脊柱相关疾病提供了理论支撑。

二、水针刀微创针具简介

1. 水针刀针具 是将九针与水针针具结合研究发明的中医微创针具。该针具分为:扁圆刃、锋勾型、勺状型、剑刃型、马蹄型、埋线型等,每种类型分为大中小号,长度为 3cm、6cm、9cm,水针刀针具能回抽检测,避免了对血管、神经的损伤(图上1-2)。

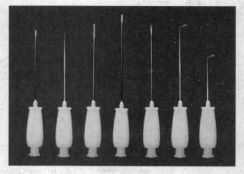

图上 1-2 一次性水针刀

筋骨三针法是作者在水针刀微创疗法基础上,将传统九针与特种针法中的太极针法、针挑疗法相结合,根据中医筋经学说及现代软组织损伤学、人体生物力学、病理学,提出了"人体软组织立体三角平衡原理"学说,总结了平衡三针法,进一步研究发明的中医微创针法。

2. 微型筋骨针具 带刃,如毫针粗细,微创伤,无痛苦,具有针刀的松解分离功能,又具有针灸的疏通经络功能,主要用于:软组织损伤、肌筋膜炎、小关节病变及年老体弱者、中风偏瘫后遗症,合并有心脑血管病及畏惧针法的患者(图上1-3)。

3. 巨型筋骨针具 分为扁圆刃筋骨针、椎间孔筋骨针、筋骨减压针、圆头筋骨针、锋勾筋骨针与马蹄筋骨针六种类型。主要用于骨伤科疑难病,外伤后遗症,骨坏死症、骨关节炎,筋骨减压术等(图上 1-4)。

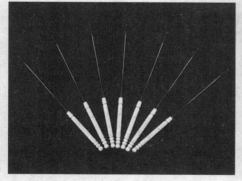

图上 1-3 一次性微型筋骨针

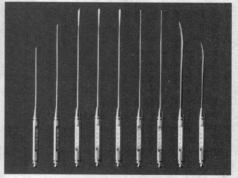

图上 1-4 巨型筋骨针

第二节　水针刀微创疗法的历史沿革与发展

针灸疗法从远古时期的砭针疗法,到冶金术时期的古九针器;由砭石针—铜针—金针—银针及合成银针;从九针—新九针—特种针法—水针—针刀—水针刀微创疗法发展至今,经历了几千年漫长的坎坷历程,大致经历了以下几个阶段。

1. 砭石针阶段　我们的祖先一出现在这个地球上,就伴随着各种各样的疾病发生,为了繁衍生息,从生命的开始,人类就注定了同大自然与疾病作斗争。原始人类没有任何医治疾病的方法,在与大自然和疾病作斗争的同时,发现了砭石锥刺能够起到镇痛、疗疾的作用,于是远古时期砭石针疗法就诞生了。这个时期大约在一万四千年前的旧石器时代。到了新石器时代,砭石已成为专门的医疗器具,其形状有圆形、尖锥形,还有能够切割的刀状砭石等。到了商代河南流行了玉质砭石针的剑形玉石刀,它与古九针中的铍针相似。

2. 九针阶段　从商代的冶金术出现,砭石针具进一步发展为金属针具。春秋战国时期,九针针具已经形成。《灵枢》记载了九种针具的长短、形状及用途。此时我国的九针疗法已经日臻完善。到了清朝中期,古九针发展为新型九针,收藏于河南南阳张仲景医圣祠清朝年间的"刀针",其临床主要用于三个方面:马蹄形刀针,用于中医外科的治疗;棱形刀针用于刺血疗法的治疗;带刃型刀针广泛地用于筋结症的治疗。所谓筋结症,现代医学是指软组织损伤结节。

3. 毫针阶段　九针疗法在长期的临床应用过程中,逐渐发展演变为两个方面:一方面发展为毫针针具,主要以经络学说为主导,选经取穴,采用提插、捻转等变化多端的针法,用于治疗内科疾病取得了确切的疗效,其功能主要是疏通经络,调节阴阳等;另一方面发展为中医外科手术刀具,广泛流传民间,主要用于痈疽、丹毒的治疗。

4. 各种针法发展阶段　新中国成立以后,尤其是20世纪50年代以来,在党和政府的关怀下,针灸学伴随着自然科学的高度发展,得到飞跃式的发展。我国广大针灸临床工作者及研究人员,在临床适应证及针灸治疗机制方面进行了广泛深入的研究,在传统的针灸学基础上,发明了头针、眼针、手针、腕针、体针、足针、踝针等。针灸针由原来的金属针器发展到磁针、电针、激光针等。

5. 水针疗法形成阶段　水针疗法,也属于西方注射针与东方中医学的经络学说、西方的神经反射学说完美结合的中西医注射疗法。20世纪50年代初,中、苏在多领域广泛交流合作中,苏联巴甫洛夫的"神经反射"学说在我国医学界产生了很大影响。1957年蔡咸信吸收神经反射学说,创立了经穴注射疗法。1958年朱龙玉等人,将中医经络腧穴与巴氏学说相结合,开展了神经封闭疗法,于是中西医结合的穴位注射疗法、神经封闭疗法在临床上被广泛应用。

6. 水针刀医学及新型针法的兴起阶段 在长期的临床应用过程中,医务工作者发现临床上许多软组织损伤疑难病症单靠针灸疗法难以解决,随着临床医学的进一步发展,国内外骨伤科专家对慢性软组织损伤病理机制,进行了深入研究探讨。20 世纪 60 年代初,上海软组织学科带头人宣蛰人教授首先提出了软组织损伤无菌性炎症学说,其病理过程主要是由于软组织损伤后,病变部位散在出血、机化导致无菌炎症反应形成结节,对周围血管神经产生刺激压迫引起疼痛症状,因此宣蛰人教授大胆提出了治疗软组织损伤病应用开放性手术的大松解术,然而松解的结局虽然暂时缓解了软组织损伤的临床症状,而大松解术后的并发症也随之而来,尽管大松解术存在着一定的问题,但是为治疗软组织损伤的疼痛病,消除无菌性炎症、松解软组织结节的诊疗思路,起到了开先河的作用。

20 世纪 60 年代末,山东省黄永发老师,在九针基础上发明了小宽针,山西省针灸研究所所长师怀堂教授在古九针基础上,结合现代医学与科学技术,发明研制了新九针,广泛地用于治疗临床疑难性疾病。

70 年代末期,朱汉章教授在临床实践中,经过潜心研究,将中医针刺疗法与开放性手术有机结合,发明了"小针刀疗法",该疗法在发展过程中理论机制不断完善,临床应用也不断发展,不仅可以用于软组织损伤病、骨伤病的治疗,而且可以用于治疗临床疑难病。随着针刀疗法的不断推广普及,逐渐形成针刀医学。

天津 592 医院任志远教授在九针基础上,以现代微型手术与经络腧穴相结合进行松解治疗,发明研制出针灸刀。

80 年代,吴汉卿教授在九针基础上,与水针疗法相结合,吸收针刀疗法的精华,总结发明了水针刀微创疗法;经过近 30 年的临床潜心研究,进一步在九针基础上与太极针法、针挑疗法相结合,总结发明出了筋骨三针疗法,并根据人体生物力学、病理学提出了"软组织立体三角平衡原理"学说,主要用于骨伤病、软组织损伤病及中风后遗症的治疗。

第三节 水针刀微创疗法的八大特点

水针刀微创疗法是在传统九针疗法与水针疗法的基础之上,根据作者三十多年的临床经验,吸收其他微创针法特长,所研制发明的一种中医微创针法。该针法可以用于治疗软组织损伤病、疼痛病及脊柱相关疾病。

1. 回抽检测 提高安全 规避风险 水针刀针具是作者将传统九针针具(张仲景医圣祠内清朝年间的刀针)与现代水针针具有机结合,研制发明的微创针具,在水针刀松解前,先回抽检测,然后松解、注射药物或注氧,避免了对神经、血管的损伤,提高了安全性。

2. 三针定位 直达病灶 准确有效 作者根据多年临床、教学、科研,结合人体生物力学、病理学及筋膜学说的原理,提出了"人体软组织立体三角平衡原理"学说,创立了"三针法定位"。该针法定位准确、入路安全,规范了微创针法的进针点,提高了疗效。在临床诊疗中,操作简便、安全有效,对于微创针法治疗骨伤病具有一定的指导意义。

3. 危险区划分 突破盲目性 提高安全性 微细解剖是微创针刀的基础。作为中医微创医师,没有扎实的解剖基础、娴熟的针法,微创治疗等于盲人瞎马,易于造成神经血管或内脏的损伤。作者通过多年的临床实践与教学,结合三维解剖,总结出了安全治疗点及"危险治疗区"。危险区的划分与规范的入路点,是规避风险的保障。

4. 中西融合 传承创新 针法灵活 水针刀微创疗法的技术核心部分,重在针法的技巧。作者经过多年的潜心研究,将中医针法与西医刀法融为一体,创立了十大针法。针灸的操作技巧在指尖的灵活变化,水针刀的针法技巧着重在手腕部。水针刀吸收了传统针灸针法的精华,如:水针刀旋转分离法,传承于中医针灸中的白虎摇头针法;水针刀弹拨分离法,传承于传统针法的青龙摆尾针法;筋膜结节切割法,传承于传统针灸的苍龙探穴针法;刀静患动法,传承于传统的运动针法;筋膜扇形分离法,传承于传统的太极针法。

5. 松解、注射同步进行 一步到位 减少痛苦 在治疗软组织损伤、骨伤病方面,水针刀微创疗法不仅能够松解软组织结节,而且直接在病变疼痛部位注射药物及三氧,不仅见效快,而且疗效确切。

6. 药氧并用 治疗疼痛 疗效显著 水针刀微创疗法在治疗疼痛性疾病时,不仅可以松解神经卡压及粘连,而且可以注射抗炎药、有色制剂及医用三氧,达到止痛目的。同时,三氧的应用,一方面可以激活脑啡肽的释放,具有镇痛作用,另一方面可以消除无菌性炎症而具有镇痛作用。水针刀微创疗法在治疗软组织损伤引起的疼痛病方面,药氧并用,疗效显著。

7. 首创九大诊疗区 规范诊疗 开拓思路 在脊柱相关病诊疗方面,作者根据三十年临床实践,根据内脏疾病在脊柱区带的反射规律,依据人体脊柱生物全息学原理,创造性地划分了脊柱相关疾病九大诊疗区与胸腹部筋膜九大对应诊疗区,脊柱神经治疗线与四肢治疗点,根据不同疾病,在不同的诊疗区内,巧妙地应用水针刀微创疗法松解、注射、留置磁线,不仅方法简便,而且安全有效。脊柱相关疾病九大诊疗区的划分,规范了脊柱相关病的诊断与治疗方法,填补了国内外医疗界对脊柱相关疾病的诊断和治疗空白,开拓了新的诊疗思路。

8. 抗复发抗粘连 远期效果突出 水针刀微创疗法临床治疗时,不仅可以松解病变结节,而且可以注射抗炎止痛的松解药物及三氧制剂,不仅可以快速消除无菌炎症,增强疗效,而且具有抗粘连抗复发作用。对于临床上慢性、顽固性疾病,水针刀法不仅可以松解、注射,而且可以在病灶区留置磁线,药磁线不仅具有内磁疗作用,而且具有长久的留针候气作用。因此,疗效持久而抗复发。

第四节 水针刀微创疗法的临床机制

静态张力学说:所谓静态张力学是指骨骼肌在剧烈运动之后,处于静止状态,肌肉纤维仍处于一种紧张痉挛收缩状态,或由于机体体位不正,使骨骼肌处于静态失衡或由于骨骼肌内发生无菌性炎症。如滑囊炎、囊腔积液,致使内在张力过高,内压过大所引起的静力性损伤。由于时代飞速发展,人们的工作节奏过快,精神压力剧增,机体静态牵张失衡的劳动(即脑力劳动者)易患静力性肌损伤。如出纳员、打字员、机关干部、青年学生等等,都易患颈部静力性肌损伤——颈型颈椎病。

一、针法松解作用

1. 水针刀在软组织损伤无菌性炎症部位松解粘连、解除了局部血管、神经的压迫症状,改善了病变部位的微循环,恢复了局部组织内力的平衡。

2. 水针刀同时能够在肌筋膜间室或滑囊部位、松解筋膜间室,直接抽取囊腔内容物,起到减张减压作用。

3. 水针刀在皮神经卡压部位,应用快速筋膜弹割分离法,松解骨神经纤维管的卡压,消除局部疼痛。

二、药物注射作用

采用水针刀微创疗法在病灶区的治疗,选用合适的药物,以最有效的方法,注入敏感的病灶区,药物通过局部组织皮肤肌肉的毛细血管吸收后,能直接抑制神经末梢阻断向心性的疼痛传导,同时能直接解除肌痉挛,松弛毛细血管,改善微循环,促进致痛物质的吸收,减少无菌性物质渗出。抑制无菌性炎症的渗出—粘连—瘢痕的无菌性反应,起到活血、通络、消炎、止痛作用。

三、消炎作用

对于急性无菌性炎症、腰椎间盘突出症等疾病,在水针刀松解与注药的同时,可注入一定量的三氧,不仅可以消除无菌性炎症,溶解椎间盘脱出物质,而且可改善病灶区的缺氧状态,起到气体松解,消除无菌性炎症,解除软组织粘连的作用。

四、镇痛作用

水针刀微创疗法在治疗疼痛性疾病时,不仅可以松解神经卡压及粘连,而且可以注射抗炎药、有色制剂及医用三氧。可以快速消除无菌性炎症引起的疼痛,有色制剂可以阻断疼痛的向心性传导,达到止痛目的。同时,三氧一方面可以激活脑啡肽的释放,脑啡肽又称为"脑内吗啡",为神经递质,具有镇痛作用;另一方面可以消除无菌性炎症、调整营养神经,因此,水针刀在治疗软组织损伤引起的疼痛病方面,药氧并用,疗效显著。

五、留线作用

对脊柱相关病及临床疑难病的治疗,水针刀法在背部脊柱相关疾病九大诊疗区,应用水针刀松解注药的同时可留置药磁线,一方面可发挥药物效应;另一方面在病灶内产生一种强而持久的内磁疗作用,提高人体免疫功能,调整人体阴阳平衡。

第五节　水针刀微创疗法的操作步骤

一、具体操作规程

1. 一明　明确诊断,对所治疗的疾病要明确诊断。

2. 二严　①严格掌握适应证;②严格无菌操作。

3. 三选择　①体位选择:根据不同部位疾病选择不同体位。②治疗点选择:即筋骨三针法治疗点为病变阳性反应点、压痛点、酸胀点。即肌腱起止点、交叉点、骨端附着点、骨性隆突起点、相邻点、经络穴位交会点、内脏疾病的反射点等。③进针方向选择:首先要避免损伤血管、神经及内脏。进针方向与血管、神经与肌腱走向平行一致。

4. 定位方法　在不同部位选择治疗点,采用不同定位方法。通常采用的定位法有:立体三角定位法,痛点结节定位法,痛点远端定位法,骨膜交叉定位法、平衡交叉定位法等。

二、进针方法

1. 斜行进针法　用于脊柱两旁治疗,如枕部、肩峰下、肩胛内上角、尾骨、髂骨下缘、踝关节等处。

2. 筋膜弹拨进针法　适用于神经血管丰富处,肌肉丰厚处弹压筋膜,纵行进针以避开血管神经。

三、具体操作步骤

快速透皮→逐层分离→快速出针。

第六节　水针刀微创疗法的治疗要领

一、水针刀微创疗法总要领

天人合一、医患共鸣;刀随心神走、游离筋骨间;刀随手腕转、效从指节生。

1. 水针刀微创疗法要领

定位准确,手势端正,稳准施压,动作灵巧,慢注药,细松解,快速速拔。

针法是疗法的灵魂、是疗效的保障。群经之首《易经》,以"天人合一"为纲领,强调了人生处事原则要得天时、占地利、修人和,其主要精华为"天、地、人"三元互为一体。古有医易同源之说,中医整体观念与易经的天人合一互为一体。水针刀法在诊疗疾病时,以中医的整体观念指导临床,强调自然界季节更替、气候变化、环境区域改变,无不影响着人体的各个脏器生理病理功能,因此水针刀微创疗法在治疗方面也随之调整变化,提出了"天人合一、医患共鸣"的总要领。

针灸的操作技巧在指尖的灵活变化,水针刀微创疗法的技巧着重在手腕。水针刀微创疗法强调了动静结合法,传统的针刀手法都是刀动患静,水针刀微创疗法根据人体的病因学动静态失衡的原理,大胆创立了"刀静患动法"、"双手动静刀法"。如:水针刀治疗弹响指应用"刀静患动法";水针刀治疗腰椎间盘突出症应用的是"刀静患动法"等等。水针刀在针刀分离时强调了"内动外不动"的刀法要领。

2. 水针刀微创疗法常用持针法

水针刀微创疗法在临床应用过程中,根据针具不同、疾病不同采用不同的持针方法。

（1）执笔式持针法:会写毛笔字的人就会执针刀。拇指食指紧捏针柄,中指为卡尺掌握针刀的深度,环指和小指为杠杆力支点。多使用扁圆刃、马蹄型、鹰枪型等刀具(图上1-5)。

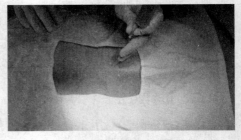

图上 1-5　执笔式持针法

（2）杠杆式持针法：选用鹰嘴水针刀,用拇指、中指捏持刀柄,食指卡压在针背末端,依靠手腕部力量快速弹压透皮进针。该持针法主要用于治疗四肢末端病变,如屈指肌腱鞘炎,或浅层软组织损伤(图上1-6)。

（3）握式持针法：选用巨型筋骨针或埋线水针刀,用四指及拇指握住刀柄,依靠手腕部力量快速弹压透皮进针。该持针法主要用于治疗脊柱相关病、骨伤疑难病,如颈源性哮喘,或强直性脊柱炎(图上1-7)。

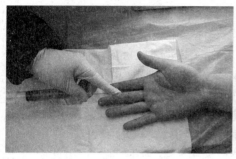

图上 1-6　杠杆式持针法

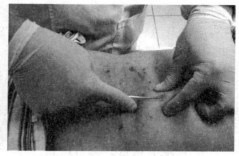

图上 1-7　握式持针法

3. 水针刀微创疗法无痛针法要领　快速进针→缓慢松解→回抽注药→快速出针。

4. 水针刀微创疗法治疗进针要领

根据病变组织：

（1）有压痛有响声结节→逐层切开→逐层分离。

（2）有压痛无响声结节可应用筋膜远端分离法不透病区。

二、水针刀微创疗法进针要领

1. 首先要准确掌握全身运动系统的解剖结构,肌肉分布、滑囊分布,肌肉肌腱起止点与交叉点,准确掌握全身大血管、神经的分布走向与进针点、进针的层次、深度、角度关系。

2. 水针刀微创疗法在治疗时,进针要反复变点,避开血管、神经等。

3. 在治疗脊柱相关疾病及骨伤科疾病时,在棘突上治疗,应用骨膜扇形分离法向棘突两侧方八字形分离。在横突结节治病时,治疗点一般在横突间韧带的病变点处,要应用旋转分离法,避免提插切割。在椎肋关节外缘,治疗点应选在椎肋关节上,进针方向与脊柱纵轴呈60°避免刺伤胸膜及内脏。

4. 在颈椎上的寰枕间隙治疗时,在寰筋膜附着下项线枕骨面处,进针方向应与枕骨垂直,先浅纵后深横逐层松解以防刺破椎动脉。在上项线部与枕外隆起进针时,治疗点应选在枕后腱弓中点处,进针方向应与脊柱纵轴一致,避开血管与神经。

5. 在髂嵴部治疗时,病变不论是在髂嵴的上面、前面或后面,都应该从髂嵴后面进针,再沿髂嵴面向上或前面移动,进针方向与髂嵴弧形线的切线相垂直。在髂嵴中 1/3 部,注意应避开臀上皮神经。

6. 在坐骨神经痛的治疗时,应与局部的坐骨神经体表投影线一致,以免损伤坐骨神经干。要注意避开治疗点处的动脉,尤其是腘动脉,可先用手扪到腘动脉并将其推开,术中要密切观察,询问患者。如果下肢突然不自主弹动,或有电击及沿坐骨神经路线放射性疼痛、麻木,则提示触到坐骨神经干,应立即停止操作,稍提起针刀并略改变方向,待无此感觉时,再继续治疗。术中如果患者只感局部、周围或沿坐骨神经干体表投影线周围酸、沉、胀,提示正触在症状改变的软组织上,应继续治疗,术中如果患者无明显感觉,或仅有疼痛,而术者针下也无病变软组织的韧感,提示没有触到病灶而只在正常软组织中,应调整方向或深度,寻找到病灶后再继续施行内手法。

7. 根据人体自身调节机制,对应补偿调节和系列补偿调节,由此引导出内病外治,上病下治,下病上治,前病后治,后病前治,左病右治,右病左治的治疗规律。因此对于一些顽固性疾病应综合治疗。在脊柱相关疾病诊治区治疗内脏疾病:如颈椎病伴有手臂麻木者可在桡骨茎突筋膜点"列缺穴"施治等。伴有心悸、心慌者,可选配前臂桡尺间隙筋膜点"内关穴",伴腹胀者可在胫腓间隙"三里穴"施治等。

三、水针刀微创疗法常用定位法

水针刀微创疗法治疗点,又称为靶点,是针法的关键所在。水针刀微创疗法根据人体生物力学、生物病理学原理:三点决定一个平面、三点决定一个三角区以及人体骨骼系统的稳定结构,依靠软组织部分的肌腱、筋膜、韧带固定,维系人体骨骼框架的平衡稳定的原理,总结了水针刀三针法定位、筋膜定位法、骨膜定位法及交叉对应定位法等。

根据以上原理,水针刀的治疗点选择主要依据以下几个部位。

1. 立体三角定位法 对骨关节病变的治疗,根据人体软组织立体三角平衡学原理,水针刀在骨关节周围选择治疗点,一般在关节周围进行三针法定位,应用骨膜扇形分离法治疗。

2. 痛点结节定位法 对于软组织结节部位,水针刀定位一般是在病灶阳性结节部位选择治疗点,可应用水针刀筋膜扇行分离法治疗,根据病变层次不同,逐层分离病变结节。

3. 痛点远端定位法 对软组织病变触诊有压痛、酸胀不适,但没有软组织结节。水针刀微创疗法治疗时,在痛点远端 3.5～5.5cm 处定位,由此处向痛点的方向进针 2.5～3cm,应用筋膜扇形分离法。对顽固疼痛者可以留置磁线。该病变主要为肌筋膜的无菌性炎症引起的。根据筋膜反射点、高压点处人体筋膜层炎性致痛物质聚集,神经血管密集的原理,当人体出现软组织损伤时,炎性致痛物质 5- 羟色胺、儿茶酚胺等聚集。

4. 骨膜交叉对应定位法　对于部分顽固性疼痛的病变,根据人体对应补偿功能,按人体关节对应部位,交叉选取治疗点。

5. 对应平衡定位法　对内脏疾病及顽固性疼痛疾病的治疗,根据人体内脏疾病在体表的生物信息作用及反射规律,水针刀治疗点可在脊背九大诊疗区及胸腹部对应区选取治疗点,进行筋膜扇形分离法分离。

第七节　水针刀微创疗法常用十大针法

水针刀微创疗法与筋骨三针法的技术核心部分,重在针法的技巧。作者经过二十多年的潜心研究,将中医针法与西医刀法融为一体,创立了十大针法。

一、筋膜扇形分离法

传承于传统的太极针法,主要用于治疗软组织损伤疾病。可选用扁圆刃水针刀,在病变结节处进行扇形分离软组织结节,对于病变点有压痛无结节者,可在疼痛点远端,快速斜行进针达浅筋膜层、进行扇形分离(图上 1-8)。

二、筋膜割拉分离法

选取鹰嘴型水针刀,治疗四肢末端病变及胸腹部软组织损伤,如屈指肌腱鞘炎、类风湿关节炎等。应用筋膜割拉松解、摇摆注药的针法(图上 1-9)。

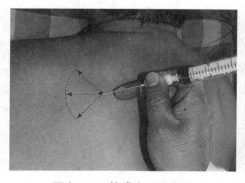

图上 1-8　筋膜扇形分离法

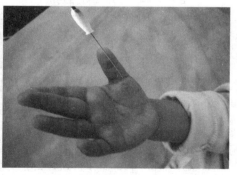

图上 1-9　筋膜割拉分离法

三、筋膜弹拨分离法

传承于传统针法的青龙摆尾针法,选用樱枪型或扁圆刃水针刀,在筋膜结节点及筋膜间室高压点,快速纵行进针达肌筋膜层,进行快速纵横弹拨分离,若有结节,可轻快纵切3刀,回抽注药2~3ml(图上1-10)。

四、一点三针分离法

选取樱枪型水针刀,采用一点进针入路、进入囊腔后回抽滑液,注射磁化松解液,然后向三维方向通透分离,主要治疗滑囊炎、滑膜炎及滑膜积液(图上1-11)。

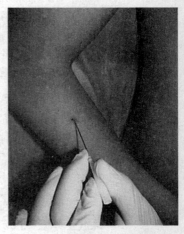

图上 1-10　筋膜弹拨分离法

五、双手针法

双手动静针法是指水针刀在治疗脊柱病变及脊柱相关疾病时,要求双手同时快速进针、同时松解分离脊柱两侧的病变组织(图上1-12)。

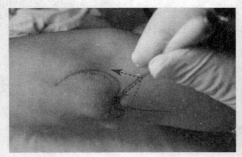

图上 1-11　一点三针分离法

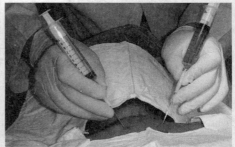

图上 1-12　双手针法

六、刀静患动松解法

刀静患动法是指水针刀不动而使患者动,如腰椎间盘突出症,水针刀针体进入患者侧隐窝后,左右推动患者,从而起到微创松解功能(图上1-13)。

七、旋转分离法

传承于中医针灸中的白虎摇头针法,选用勺状水针刀或扁圆刃水针刀,在颈椎或腰椎椎间孔外口、骶后孔等神经根出口处,沿神经根周围,进行旋转分离(图上1-14)。

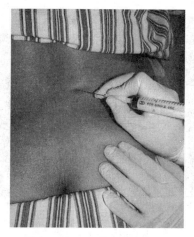

图上 1-13　刀静患动松解法

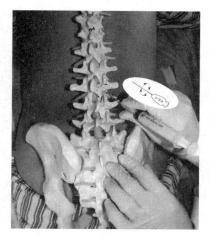

图上 1-14　旋转分离法

八、骨膜扇形分离法

主要用于治疗增生退变性疾病，取扁圆刃水针刀，沿骨刺增生部位，或肌腱牵张应力点，快速斜行进针，扇行推铲、扇形分离骨刺及肌腱牵拉部位，解除静态牵张力。主要用于增生退变性疾病（图上 1-15）。

九、骨膜交叉叩刺法

传承于传统的刺血疗法，主要用于治疗类风湿关节炎或顽固性关节疼痛，选用小号樱枪水针刀，在病变关节的交叉对应关节部位，左手配右足，右手配左足，快速进针达骨膜层，进行骨膜快速叩刺法，每分钟 80～100 次（图上 1-16）。

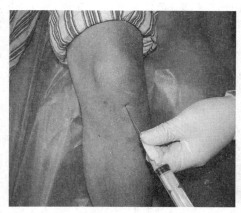

图上 1-15　骨膜扇形分离法

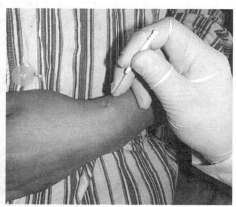

图上 1-16　骨膜交叉叩刺法

十、经筋飞挑法

传承于传统针法的挑法，选用小号樱枪型水针刀，沿四肢及躯干部筋膜分布区，或神经线路反射点，轻快飞挑。要点为：有响声、皮不破、不出血。

主要适用于神经根型颈椎病所引起的上肢及手部疼痛、麻木，或腰椎间盘突出症、椎管狭窄症引起的下肢及足部的疼痛、麻木症（图上 1-17）。

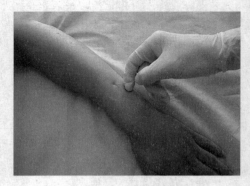

图上 1-17　经筋飞挑法

第八节　水针刀微创疗法的针法要领

水针刀微创临床治疗中，不仅强调刀法在技巧上要采用无痛针法，两快一慢、轻巧灵活，根据不同疾病、不同部位，应用不同针法，并且强调治疗前后，辅助治疗的重要性，同时，从整体观念出发，强调自然界季节更替、气候的变化、环境区域的改变，无不影响着人体各个脏器生理病理功能，而针法也随之调整变化，因而提出了"天人合一、医患共鸣"的总要领。比如：冬季人体的脂肪组织即浅筋膜相应要增厚，那么到了夏季，由于人体能量的大量消耗，代谢加快，那么脂肪纤维组织相应变薄。所以说冬季进针要深一些，夏季时节进针要浅一些；冬季时，神经根周围的脂肪组织较厚，因此针法松解分离要重，反之，夏季松解分离要轻。再如：雨季和晴天相比较，那么在雨季连绵时节，针刀治疗后要应用红外线照射，以促进炎性物质的吸收，驱除寒冷因素的侵袭，那么晴天针刀治疗后就不一定要应用红外线照射了。

1. 强调季节对微创效果的影响　水针刀微创疗法在进针方面：冬季进针比夏季要深 0.3~0.5cm。

在针法方面，冬季针法分离要比夏季针法重，松解的力度大。因为冬季人体的脂肪组织即浅筋膜相应要增厚，夏季，人体能量的大量消耗，代谢加快，脂肪纤维组织相应变薄。

2. 重视气候对微创效果的影响　水针刀微创疗法在阴雨季节治疗后，要应用红外线照射，以促进炎性物质的吸收，驱除寒冷因素的侵袭，而晴天术后就不一定要应用红外线照射了。

3. 注意环境因素对微创效果的影响　水针刀微创疗法治疗北方人要比治疗南方人操作手法重，进针深度略深，分离手法力度要大。因为南方人脂肪层较薄,神经根鞘膜周围脂肪保护层少,所以痛觉神经较北方人敏感。

治疗效果是否显著,与临床医师针法操作是否规范、灵活、准确,有着直接的、密不可分的关系。

4. 天人合一、医患共鸣 "平衡"是中医阴阳转换理论的精髓。人体骨骼框架的稳定依赖软组织生物力学的"平衡",然而人们往往在日常的工作生活中,因为不良的生活习惯,不正的工作体位以及过度劳累致使人体软组织立体三角动静态失衡,导致肌肉、筋膜、韧带软组织损伤,造成肌肉、筋膜粘连、挛缩、钙化、引起软组织损伤综合征。

阴阳平衡乃是宇宙万事万物稳定发展的自然规律,水针刀微创疗法将中医整体观念作为临床诊疗方面的宗旨,重视自然界的气候变化、季节变化、环境改变对人体生理、病理变化的影响。因此,以中医整体观念与辨证施治作为微创针法的诊疗纲领,提出了天人合一、医患共鸣与辨病施治的诊疗原则。

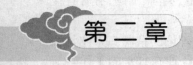

第二章

经筋学说及筋膜组织

第一节 关于十四经筋区带筋结治疗点新学说

经筋学说来源于《灵枢经》,与经络学说并列成篇,历代医家均有著述。传统中医经筋部分包括了十二经筋和任脉经筋与督脉经筋,合称十四正经筋脉。

十二经筋是十二经脉之气结聚于肌腱筋膜交汇的区带线,重要的腧穴次(传统经络中的腧穴、穴位)为经筋交汇点或关节周围骨突的筋膜结节点体系,是十二经脉外周连属部分。其功能活动有赖于经络气血的濡养,并受十二经脉调节,故将其划分十二个经筋系统,称为"十二经筋"。经筋的作用主要是约束稳定骨骼,牵动关节屈伸活动,以保持人体正常的运动功能。

任脉经筋腧穴次主要分布于胸前筋膜中心区带和腹前腹直肌中心筋膜区带,上连于颈前筋膜区带,下络于会阴筋膜区带,主要约束保护胸腹部的运动功能,调整人体内脏功能。

督脉经筋腧穴次主要分布于背部脊柱棘突与夹脊间筋膜区带,上连于头部帽状筋膜区带,下络于会阴筋膜区带,主要容纳和穿越脑与脊髓中枢神经和周围神经,调整和维持人体的运动功能和内脏功能。

一、十四经筋区带与主要腧穴次的分布

1. 足太阳经筋区带　起于足小趾背侧面经筋区带筋膜结节处**至阴次**,经第五跖趾关节经筋区带筋膜结节处**束骨次**。上行于外踝尖直下外踝下陷**申脉次**,经外踝后侧方处筋膜结节点**昆仑次**。上行小腿后方经过内、外**承山次**,沿小腿后外侧经筋区带结于内、外**合阳次**,经腘后侧经筋交汇处**委中次**。向上至大腿后侧筋膜区结于内、外**直立次**、**殷门次**,直行臀沟筋膜中点处**承扶次**。经外侧**环跳次**,上行骶髂筋膜区带结于**秩边次**,内行**白环俞次**。上至骶髂筋膜区的**八髎次**,直行骶髂筋膜区的髂后上棘结于**膀胱次**。沿足太阳经筋区带至筋

膜结节**腰 3 横突**。向上至于第 5 腰椎横突旁结于**关元俞次**,直行胸旁筋膜区至第 12 胸椎横突旁**胃俞次**,直行至胸旁筋膜区第 9 胸椎横突旁**肝俞次**,沿脊柱区带至第 6 胸椎横突旁**督俞次**,经第 3 胸椎横突旁**肺俞次**。夹脊足太阳经筋区带外线到达项部,上行颈旁筋膜区第 7 颈椎横突旁,经第 4 横突旁直行者结于枕骨下方经筋交汇点**天柱次**,经**风池次**(分支入结入舌根)。沿颈后筋膜膀胱经区带结于**颈 1 横突次**。上行枕后筋膜区**玉枕次**至头顶,经额前筋膜区下行,结于鼻旁筋膜区;分支形成"目上网"(即上睑),下结于鼻旁筋膜区,上行额中筋膜区**额中次**。背部分支从腋外筋膜区带结于经筋区带筋膜结节处肩髃**次**。一支进入腋下,向上从缺盆出,上方结于耳后筋膜区乳突内下筋结处**完骨次**。分支从缺盆出,斜上结于鼻旁筋膜区。

2. 足少阳经筋区带　起于第四趾筋膜结节的**窍阴次**,上结于外踝前下凹陷处筋膜结节点的**丘墟次**,上行沿胫外筋膜经筋交汇处的**悬钟次**,经腓骨小头前下缘经筋区带筋膜结节处的**阳陵次**,结于膝外侧间隙经筋区带筋膜结节处的**成腓次**,上行于股骨外髁经筋区带筋膜结节处的**膝阳关次**;其分支起于腓骨部。上行大腿外侧髂胫束筋膜区经筋交汇处的**风市次**,上行于股骨粗隆经筋区带筋膜结节处的**髀枢次**,斜向后上臀后筋膜区结于经筋交汇处的**环跳次**,向前经经筋区带筋膜结节处的**居髎次**,上行于髂骨翼外经筋区带筋膜结节处的**五枢次**,向后沿骶骨外侧腰骶筋膜区结于**腰眼次**。外经腰肋筋膜区 11 季肋端经筋区带筋膜结节处的**章门次**,行 12 季肋端经筋区带筋膜结节处的**京门次**,上行经筋交汇处的**日月次**,走腋前经筋交汇处的**渊腋次**,系于胸肋筋膜区的乳根部,络于经筋交汇处的**缺盆次**。直行者,上出腋部,通过缺盆,行于太阳经筋的前方,沿耳后汇于颞部筋膜区的**率谷次**,上额角交于筋膜结节**颔厌次**,交会于头顶,向下经下颌,上结于鼻旁筋膜。分支结于目外眦的**瞳子髎次**,成"外维"。

3. 足阳明经筋区带　起于足三趾的**厉兑次**,上结于足背筋膜区的距舟和舟楔经筋区带筋膜结节处的**冲阳次**,向上行于足前筋膜区正中趾长伸肌筋膜交汇处的**解溪次**,斜外上盖于腓骨上方胫腓间隙经筋交汇处的**足三里次**,上结于膝外侧筋膜区结节处的**犊鼻次**,外行于髌外筋膜区中点结于**髌外次**,上经于髌上经筋区带筋膜结节处的**鹤顶次**,直上经经筋交汇的**髀枢次**,直行者,沿**伏兔次**,向上结于股骨前经筋交汇处的**髀关次**,聚集于阴部经筋区带筋膜结节处**阴廉次**,向上分布于腹部,上行腹外筋膜区结于**天枢次**,上行经筋交汇处**关门次**,经胸前筋膜区的**乳根次**结于**缺盆次**,经**气舍次**上**人迎次**,挟口旁,会合于鼻旁,上方合于足太阳经筋——太阳为"目上网"(下睑)。其中分支从面颊结于筋膜结节的**颊车次**,上行耳前下颌骨后缘经筋区带筋膜结节处的**牵正次**,上行颞前鬓颞经筋区带筋膜结节处的**头维次**。

4. 足太阴经筋区带　起于足大趾内侧端筋膜经筋区带结节处的**隐白次**,

向上行于第一跖楔关节内侧经筋区带筋膜结节处的**公孙次**,向内上行于内踝经筋区带筋膜结节处的**商丘次**;上经胫骨后筋膜经筋区带交汇处**三阴交次**,直上络于膝内筋膜经筋区带结节处**阴陵泉次**,向上沿大腿内侧筋膜经筋区带交汇处的**血海次**,结于股骨小转子经筋区带筋膜结节处**髀关次**,聚集于阴部,上经腹股沟部经筋区带筋膜结节处**府舍次**,上行结于脐旁经筋区带筋膜结节处**腹结次**,沿腹外筋膜上行,结于胸肋经筋区带筋膜结节处的**腹哀次**,上布于胸中筋膜的**天溪次**,上行至周荣次,外下至腋下经筋区带筋膜结节处**大包次**,其在里的,附着于脊椎。

5. 足少阴经筋区带　起于足底前中点经筋区带筋膜结节处的**涌泉次**,向后上行足内侧经筋区带筋膜结节处的**然谷次**,同足太阳经筋并行斜向内踝下方经筋区带筋膜结节处的**照海次**,结于足跟底中心的**安眠次**,与足太阳经筋汇合,向上结于胫骨内踝后经筋区带筋膜结节处的**太溪次**,上行于胫骨后缘经筋交汇处的**三阴交次**,同足太阴经筋并行向上,沿膝内侧经筋交汇处的**阴谷次**,经大腿内侧,结于阴部耻骨结节外上方经筋区带筋膜结节处的**横骨次**,上行脐外经筋区带筋膜结节处的**肓俞次**,经胸肋筋膜处的**幽门次**,上行锁骨中下经筋交汇处的**俞府次**,沿脊里挟膂,向上至项,结于枕骨,与足太阳经筋汇合。

6. 足厥阴经筋区带　起于足大趾末端的**大敦次**,行至一二跖骨间的筋膜结节**太冲次**,向上结于内踝前侧经筋区带筋膜结节处的**中封次**。沿胫骨内侧上行经筋交汇处的**蠡沟次**,上至膝关节内侧筋膜结节的**曲泉次**,沿大腿内侧经筋交汇处的**阴廉次**,结于阴部筋膜结节处的**急脉次**,外上交于胸肋筋膜处的**章门次**,内上络于胸前经筋区带筋膜结节处的**期门次**。

7. 手太阳经筋区带　起于手小指尺侧的经筋区带筋膜结节处的**少泽次**,结于腕背尺侧筋膜结节的**阳谷次**,上沿前臂内侧缘,结于肘内肱骨内上髁后缘经筋区带筋膜结节处的**小海次**,并结于腋下,其分支向后走腋后侧缘当大小圆肌与肱三头肌长头交错处的**肩贞次**,上行肩上经筋区带筋膜结节处的**臑俞次**,向内下络于肩胛骨经筋区带筋膜结节处的**天宗次**,向外上结于经筋区带筋膜结节处的**秉风次**,向内上结于经筋区带筋膜结节处的**肩外次**,内上络于经筋区带筋膜结节处的**肩中俞次**,沿颈旁出走足太阳经筋的前方,结于耳后乳突;分支进入耳中;直行者,出耳上,向下结于下颌,上方连属目外眦。还有一条支筋从颔部分出,上下颌角部经筋区带筋膜结节处的**天容次**,沿耳前,连属目外眦,上额,结于额角。

8. 手少阳经筋区带　起于环指末端的**关冲次**,结于腕背侧横纹中点处筋膜结节处的**阳池次**,向上沿前臂结于肘部尺骨鹰嘴处的**肘尖次**,上绕上臂外侧缘上肩部经筋区带筋膜结节处的**肩髎次**,走向颈部经筋区带筋膜结节处的**天髎次**,合于手太阳经筋。其分支当下额角经筋区带筋膜结节处的**翳风次**进入,联系舌根;另一支从下颌角上行,沿耳前,连属目眦经筋区带筋膜结节处的**丝**

竹空次,上额,结于额角。

9. 手阳明经筋区带 起于食指末端的**商阳次**,结于腕背侧横纹桡侧端经筋区带筋膜结节处的**阳溪次**,向上沿前臂外侧结于经筋区带筋膜结节处的**曲池次**,向上结于经筋区带筋膜结节处的**肩髃次**;其分支,绕肩胛,挟脊旁;直行者,从**肩髃次**上颈达经筋;分支上面颊,结于鼻旁**迎香次**;直行的上出手太阳经筋的前方,上额角,络头部,下向对侧下颌。

10. 手太阴经筋区带 起于手拇指的**少商次**,结于鱼际后的**鱼际次**,行于寸口动脉外侧桡骨粗隆处的**列缺次**,上沿前臂络于中点经筋交汇处的**孔最次**,向上结于肘中经筋区带筋膜结节处的**尺泽次**;再向上沿上臂内侧经筋交汇处的**天府次**,进入腋下,络**云门次**,至**中府次**,出缺盆,结于**肩髃次**前方,上面结于缺盆,下面结于胸里,分散通过膈部,到达季胁。

11. 手厥阴经筋区带 起于手中指**中冲次**,与手太阴经筋并行,结于腕掌侧筋膜结节中点处的**大陵次**,向上经经筋交汇处的**内关次**,结于肘内侧尺桡骨间经筋区带筋膜结节处的**曲泽次**,中上 1/3 处的**天泉次**,上行小结节嵴经筋区带筋膜结节处的**举肩次**,经上臂内侧,结于胸前经筋区带筋膜结节处的**天池次**,向下散布于胁的前后;其分支进入腋内,散布于胸中,结于膈。

12. 手少阴经筋区带 起于手小指内侧**少冲次**,结于经筋区带筋膜结节处的**神门次**,向上结于肘内侧屈面,肘横纹尺侧端的**少海次**,再向上进入腋内经筋区带筋膜结节处的**极泉次**,交手太阴经筋,行于乳里,结于胸中,沿膈向下,系于脐部。

13. 任脉经筋区带 起于小腹内胞宫,下出会阴处筋膜结节的**会阴次**,经耻骨经筋区带筋膜结节处的**阴阜次**,沿腹正中筋膜区带上行经筋交汇处的**关元次**,经筋区带筋膜结节处的**神阙次**,上行经筋交汇处的**中脘次**,上达胸腹筋膜交汇处的**鸠尾次**,经过胸前筋膜区带的经筋交汇点的**膻中次**,达胸上部经筋区带筋膜结节处的**天突次**,经颈前筋膜区带喉上经筋区带筋膜结节处的**廉泉次**,上行下唇内经筋交汇点的**承浆次**,左右分行绕唇周筋膜,交于任督脉经筋交汇处的**龈交次**,再分别经鼻翼两侧经筋区,上至眶下经筋交汇点**承泣次**,交于足阳明经筋。

14. 督脉经筋区带 起于小腹内胞宫,下络于会阴处经筋区带筋膜结节处的**会阴次**,沿尾骨尖的**鸠尾次**,上行于骶 4 嵴经筋区带筋膜结节处的**凤凰台次**,于背正中夹脊筋膜区带,达腰 4 棘下夹脊间筋膜带的**腰阳关次**,上行至腰 2 棘夹脊筋膜带下的**命门次**,胸 11 棘下夹脊间筋膜区带的**脊中次**,胸 9 棘下夹脊间筋膜区带的**筋缩次**,胸 7 棘下夹脊间筋膜区带的**至阳次**,胸 3 棘下夹脊间筋膜区带的**身柱次**;沿脊柱上行,颈 7 胸筋膜结节交汇处下方的**大椎次**,颈 4 棘下夹脊间筋膜区带的**颈中次**,颈 2 棘下夹脊间筋膜区带的**哑门次**,

上行至枕后骨膜结节处的**脑户次**,经头部中线经筋交汇处的**后顶次**,上行至巅顶经筋百脉交汇处的**百会次**,经前额筋膜交界处的**额中次**,下行至鼻尖中点的**素髎次**,过**人中次**,至上齿正中的**龈交次**。

现代软组织损伤学所指的经筋部分,是指肌肉、肌腱、筋膜、韧带及关节周围处的结缔组织筋膜结节等系统总称。其中包括人体肌筋膜组织与骨关节周围肌腱韧带结缔组织两部分。

二、人体筋膜高发病变区与经筋区带腧穴次的分布与治疗要点

人体筋膜高发病变区分为头颈部筋膜高发病变区、胸背部筋膜高发病变区、腰骶部筋膜高发病变区、胸腹部筋膜高发病变区、肩部筋膜高发病变区、肘部筋膜高发病变区、手腕部筋膜高发病变区、臀髋部筋膜高发病变区、膝周围筋膜高发病变区、足踝部筋膜高发病变区等。这些不同的筋膜结节病变区,大部分分布在人体关节周围,筋膜肌腱的应力损伤处、筋膜间隙处、肌腱韧带交叉处,是传统经筋区带腧穴次的分布处,也是筋膜结节点的病理损伤点,还是水针刀筋骨三针法的治疗点。

第二节　关于筋膜病变治疗点的分布

根据中医《内经·经筋》篇"结者皆痛、以痛为腧",传统的中医筋伤学,针法有九针中的铍针,清朝年间又称为刀针,剥离人体病灶区的"筋结症"点,其实就是现代软组织病理学的损伤点,也就是水针刀法与筋骨三针法的治疗点,这些治疗点有以下几方面特点(图上 2-1)。

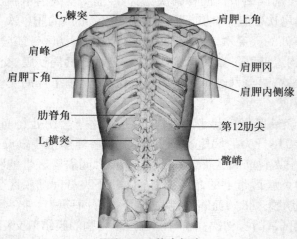

图上 2-1　体表标志

1. 软组织损伤点，或无菌性炎症部位　这些部位触诊，有压疼、酸胀、沉痛等阳性反应，或为软组织与骨端附着点的动痛点。

2. 肌肉肌腱的起始点、终止附着点、交会点、纤维部、腱鞘、滑囊分布处。

3. 扳机点　又称为肌筋膜激痛点，是肌筋膜的高张力点，一块肌肉的治疗点主要的三针法入路点，即起点、止点及扳机点。扳机点主要分布在每块肌肉的肌腹肌腱交汇处，两块筋膜的间隙点、两层筋膜的间室点及肌腱韧带的交叉点。

扳机点引起疼痛的因素主要是由于以下两方面情况：一方面是由于肌肉筋膜的超负荷劳损，代谢物质的蓄积，张力增高，引起局部的酸胀沉痛及压痛、扳机痛。另一方面是由于支配肌肉、筋膜的神经根部受到卡压或炎性物质刺激，反射性地引起肌肉筋膜痉挛收缩，造成筋膜间室及肌肉肌腱交汇处张力增高，出现扳机点疼痛反应。

临床检查时扳机点出现软组织异常改变，张力增高，局部区域弥漫性胀痛明显，按压时筋膜酸胀压痛或牵涉性疼痛，但没有明显的局限性僵硬结节。更不会像软组织损伤后形成的局限性僵硬结节或外伤后遗症的条索状结节。

肌肉筋膜受力点、牵拉点，如肩胛提肌终止受力点在 C_{1-4} 横突点及肩胛骨内上角点。跟骨骨刺，在跖长韧带，跖腱膜附着处。

4. 骨突治疗点　如颞乳突骨，枕骨粗隆，C_1 横突，C_2 棘突，C_7 棘突，L_3 横突，12 肋游离端，剑突尖，尾骨尖，肩胛上、下角，肱骨内、外上髁，股骨内、外侧髁，股骨大粗隆，坐骨结节，髂峰及髂前、后上棘等。

5. 内脏疾病反射点　如右肩胛下区——胆囊炎反射点；剑突下腹部——胃溃疡反射点；肋脊角——肾病点；右下腹部麦氏点——阑尾炎反射点。

第三节　关于软组织损伤诊断思路

一、在诊断时首先应明确的五个方面

1. 明确病变的组织或器官　即明确病变存在于哪个系统、哪个脏器。如：软组织、骨关节、神经系统或内脏器官等。在软组织中，要分清病变是在筋膜层、肌肉层、韧带肌腱组织或是滑囊等处。

2. 明确病变的性质　即明确引起疼痛的病变性质是属于损伤、炎症、畸形、肿瘤；对软组织损伤要分清是急性外伤还是慢性劳损；炎症要分清无菌性炎症还是感染性炎症；对肿瘤还要分清是良性的还是恶性的。

3. 明确病变的部位和深浅　病变部位是指病变在皮肤表面的投影处，深浅是指病变的组织层次，只有对病变做准确的平面定位，才能使治疗措施在病变局部和组织发挥作用。

4. 明确病程的长短　发病的急缓,病程的长短不同,对治疗方法的选择有密切关系。如急性腰扭伤关系引起的后关节半脱位,滑膜嵌顿,用手法矫治可收到立竿见影的效果。

5. 明确患者体质　在疼痛的诊断过程中,应始终强调,对全身状态即患者体质和重要生命器官功能的判定。

二、诊断方法

1. 性别和年龄　许多疼痛病症有明显的性别、年龄之差,如肋软骨炎发生在 20 岁左右的青年女性;丛集性头痛初发多是 20~30 岁的青年男性。同是腰背痛,在老年,多见于退变性疾病、转移癌;在中年,多见于劳损、椎间盘突出症、筋膜综合征,在青少年,多见于外伤、畸形、结核、强直性脊柱炎。

2. 疼痛特点

(1) 疼痛的性质:这对诊断具有重要的意义。如:软组织内血肿、脓肿、外伤后水肿为局部胀疼或跳痛;酸痛多为肌肉组织的功能性疼痛;神经炎或病变侵及神经多为灼痛或切割痛;神经根或神经干受压常引起放射痛;晚期肿瘤疼痛多是呈部位固定、持续性且逐渐加重;风湿多为游走性;神经痛为阵发性剧痛;血管痉挛或肌痉挛性疼痛常有间歇期,有时呈波浪形即时轻时重,大多数与诱发因素有关等。

(2) 疼痛伴随症状:了解疼痛的伴随症状,在疼痛疾病诊断与鉴别诊断中是非常重要的,如关节疼痛伴有肿胀,晨僵者多为类风湿关节炎;疼痛伴有发热者考虑感染性疾病,风湿热等;丛集性头痛的特征为:头痛伴痛侧流泪,睑结膜充血,鼻塞流涕。

(3) 疼痛的部位:反复询问疼痛的部位对疼痛的诊断非常重要,除分清头面、颈项肩臂、胸、腹、背、腰骶、臀髋、下肢等躯体部位外,要问清是哪一侧。

(4) 常见的几种疼痛的区别

1) 压痛点:是慢性软组织损伤的最常见的症状,也是医生检查软组织损伤和脊柱相关疾病的常用方法。压痛点主要是由于原发灶接受物理、化学因素刺激而产生的电信号。当受到外力压迫时,原来的刺激量增加而产生更为显著的定位疼痛感觉,称为压痛点。该点为水针刀法最常用治疗点。

2) 动痛点:是指急慢性软组织损伤引起软组织无菌性粘连或关节移位,增生退变等各种原因导致神经根部或神经末梢受到刺激、粘连、压迫所致,使患者活动时、躯干或四肢某些受力点、软组织粘连点、神经纤维的牵拉点出现敏感的疼痛点,该点为水针刀法常用治疗点。

3) 激痛点:可诱发整块肌肉痛,并扩散到周围或远隔部位的激惹感应痛,称为激痛。而能够通过按压引起激痛的部位,称为激痛点。与压痛点的不同之处在于,它很少引起其他部位的疼痛。激痛点的形成,起初是神经、肌肉功能失调,继之出现组织营养不良,局部代谢增加,而血流却相对减少,结果在肌肉中产生不能控制的代谢区,代谢产物中的神经激活物质使血管严重收缩,这些局部反应通过中枢或交感神经的反射作用,使肌束紧张并出现感应痛区。晚期病例,常在激痛点的软组织中出现硬结,是由结缔组织变性所致。

4)局部痛:系指病变所在部位的局限性疼痛,多为感觉器官或神经末梢受刺激而引起,如体表痛、深部痛和内脏痛等。其中,体表痛的性质以快速痛即锐痛为主;深部痛和内脏痛则多为延迟痛,即钝痛。

5)放射痛:周围神经干、神经根或中枢神经系统的感觉传导通路遭受某种病变刺激时,疼痛可沿受累的神经向末梢方向传导,以至远离病变的部位也可出现疼痛,即其分布区内,称为放射痛。例如:神经根受刺激,疼痛放射肢体相应的根区。

6)扩散痛:某神经的一个分支受损时,疼痛除向该支分布区放射外,尚可扩及同一神经的另外分支、甚至邻近脊髓节段所属的某躯体神经支配区疼痛,称为牵涉痛。例如:肝、胆囊疾病时,可引起右侧肩部痛;心绞痛时,疼痛常沿左臂的内侧放射;膈肌受刺激,肩峰可发生疼痛;肾结石则可导致阴囊区疼痛等。每个内脏都有一定的皮肤牵涉痛区,关于牵涉痛的发生机制主要由于来自皮肤和内脏的痛觉传入纤维在脊髓的后角胶状物质,以及在多突触传递过程中发生会聚的结果(图上2-2)。

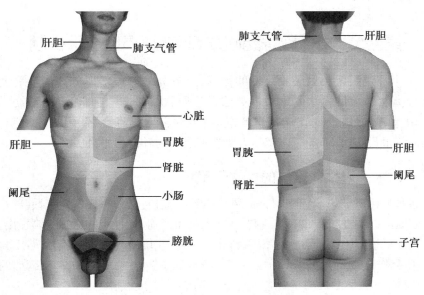

图上 2-2　内脏疾病时的牵涉痛区

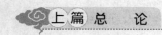

三、临床检查方法

在详细询问病史的基础上,应养成全面系统地检查病人的习惯,因某一部位的疼痛,病因未必在疼痛的局部,可来自其他部位内脏。因此,应尽可能避免遗漏而贻误诊治,临床体格检查在望、触、叩以及测量的基础上,重点突出神经功能的检查,即感觉、肌力、反射、浅反射、病理反射,以及自主神经功能的测定等。

水针刀微创疗法在临床诊断治疗时,首先要寻找治疗点,定点决定疗效,为疗效的三大要素之一,只有定点准确才能有效地治疗疾病。水针刀微创疗法触诊方法是动态触诊和静态按压相结合,即动痛点和静痛点有效的相结合,才是真正的治疗点。常用的触诊方法有以下几种:

1. 单指触诊法 以拇指指腹为着力点,在局部组织进行滑动触诊,观察局部组织有无紧张、压痛、结节、条索等。主要用于诊断软组织损伤性疾病。如:肩胛提肌损伤、菱形肌损伤、腰三横突综合征等。

2. 三指触诊法 以食指、中指和环指指腹尖端分别按压在脊柱三突上,上至寰枕关节,下至尾骨尖端。外至竖脊肌外缘,由上向下、由内向外触诊。主要用于诊断脊柱病变及脊柱相关性疾病。如:颈椎病、胸椎病、脊柱炎、腰椎病等。

3. 双手合诊法 一手单指触诊,另一手主动运动患者关节,以此诊断病变所在。主要用于四肢关节疾病的诊断。如:肩关节、肘关节、腕关节、髋关节、膝关节等。

第四节 水针刀微创疗法对筋膜损伤作用机制

水针刀微创疗法对筋膜病变的治疗,可分为病变点扇形分离法及病变区扇形分离法。水针刀法的扇形分离法及注射留线法,一方面可以改善筋膜层次的微循环,促进炎性致痛物质的吸收;另一方面,通过水针刀法的切割、分离,调整筋膜层次的动静态失衡,达到筋膜层次的动静态平衡。

一、水针刀微创疗法的松解作用

各种原因的软组织损伤(外因、风湿与类风湿)直接作用或慢性劳损,理化因素引起肌肉纤维、肌腱、肌筋膜、腱鞘、滑囊、韧带及血管、神经等软组织撕裂出血,人体在修复过程中,由于充血、水肿、渗出、纤维组织增生,最后形成结节粘连。

由于粘连致使骨关节周围的肌肉、筋膜、韧带变性,原有位置和运动的方向发生改变,破坏了原有的动静态平衡,引起疼痛和功能障碍。

1. 水针刀微创疗法在软组织损伤的病变区即结节、粘连,或无菌性炎症部位松解粘连、解除了局部血管、神经的卡压症状,即通道减压作用,改善了病变部位的微循环,恢复了局部组织内力平衡。

2. 水针刀微创疗法同时能够在肌纤维、肌筋膜间室和肌肉起止点的炎性粘连处,切开粘连、松解筋结。

3. 能切开筋膜间室或滑囊、囊肿直接抽取囊腔内容物起到减张减压作用,减轻了局部组织内的压力和静态张力。

4. 松解骨神经纤维管的卡压症状,从而恢复了局部组织内的生物力学平衡。

二、三角平衡功能

人体动静态的平衡,是依靠骨骼框架的平衡稳定系统的肌腱、韧带及筋膜等软组织,构成人体许多立体三角区,达到人体的动静态平衡稳定,而人体骨骼框架是以脊柱为中轴,上承头颅部,贯通胸廓,下连骨盆,构成了头颈部、胸腔部、骨盆三个中心立体三角区。其次,周围的颈肩部、臀髋部及四肢连带骨构成了大小不等的骨骼框架的立体三角区,这些骨骼框架的立体三角正是依赖软组织立体三角的生物力学的平衡而达到稳定,其受力点大部分是在肌腱、韧带、筋膜的起点,少部分在终止点,这些立体三角区的每个角,为生物力学的凝力点,也是软组织规律性的病理损伤点及无菌炎症的粘连点,此三角形的三个点为水针刀法规律性的三针法治疗点。

水针刀微创疗法刺入病变点下的皮肤筋膜、骨膜面时患者感酸胀沉痛。这种感觉即中医针感"得气",方可注药注氧行针,即可起到疏通经络经脉,行气活血,调节阴阳,从而达到使机体内在阴阳平衡恢复的作用(图上 2-3)。

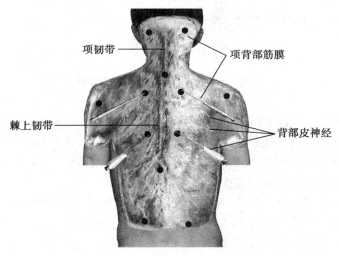

图上 2-3 项背部浅筋膜微创入路图

　　这种对穴位长久持续的机械物理的刺激,可通过经络而起到较长时间的针刺效应。这种刺激可大大激发全身之经气、精气,从而调节身体有关脏腑器官活动,使经络保持在平衡及旺盛的功能状态,以达到治疗疾病之目的,起到长期的针刺效应。

　　1. 人体筋膜的高发病变区三针法要点

　　人体筋膜由头颈部筋膜高发病变区、胸背部筋膜高发病变区、腰骶部筋膜高发病变区、胸腹部筋膜高发病变区、肩部筋膜高发病变区、肘部筋膜高发病变区、手腕部筋膜高发病变区、臀髋部筋膜高发病变区、膝周围筋膜高发病变区、足踝部筋膜高发病变区等部分构成。这些不同的筋膜区域根据人体软组织分布及功能摩擦的部位不同,筋膜层次的分布厚薄也不同。但所有的人体骨关节周围的肌筋膜构成了无数立体三角区,三角区的三个点为生物力学的凝力点,为病理学的损伤点,也是治疗学三针法入路点(图上 2-4)。

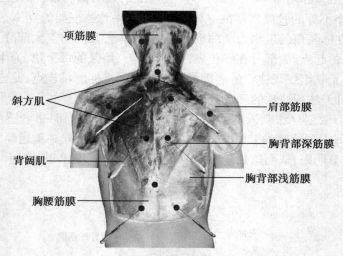

项筋膜

斜方肌　　　　　　　　　　　　　　　肩部筋膜

　　　　　　　　　　　　　　　　　　胸背部深筋膜

背阔肌

　　　　　　　　　　　　　　　　　　胸背部浅筋膜

胸腰筋膜

图上 2-4　项背部深筋膜微创入路图

　　一般来说,头部的筋膜层次最坚厚。其层次可分为:头皮层、皮下层、浅筋膜层、深筋膜层、帽状腱膜层,其下层为颅骨外膜层(图上 2-5)。

　　水针刀微创疗法在头颅部帽状腱膜层,应用扇形分离法或向心性分离法,可治疗脑部疾病及脑部相关疾病。

　　面部的筋膜层次一般分为:浅筋膜层、深筋膜层、肌层与骨膜面。而面部的浅筋膜与面部表情肌连接在一起。当情绪因素引起喜怒哀乐时,面部的表情肌与浅筋膜可灵活地收缩或舒展。

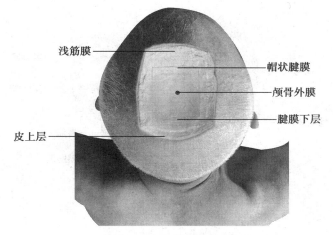

图上 2-5　头部筋膜层次

浅筋膜
帽状腱膜
颅骨外膜
腱膜下层
皮上层

　　水针刀微创疗法治疗层次,面部主要在浅深筋膜层次,应用扇形分离法,可治疗面部肌筋膜病变。

　　2. 颈部筋膜高发病变区

　　该区可分为前方的颈前部筋膜高发病变区和后方的项背部筋膜高发病变区(又称为颈背部筋膜高发病变区)两部分。其中,颈前筋膜区上至下颌骨下缘舌骨以下,下至胸锁关节中点,后至胸锁乳突肌后缘,外至锁骨肩峰端的三角筋膜区。

　　水针刀微创疗法治疗层次,在颈前筋膜区的肌筋膜层,应用扇形分离法,治疗颈前筋膜区的结节病变。

　　项背部筋膜区可分为枕筋膜高发病变区及颈胸筋膜的高发病变区。在枕筋膜高发病变区,水针刀治疗,应用纵行进针法,骨膜扇形分离法及筋膜扇形分离法;颈胸部筋膜高发病变区,水针刀微创疗法治疗,应用八字入路分离法及筋膜扇形分离法。

　　3. 胸背部筋膜区

　　该区可分为肩胛筋膜高发病变区及颈胸筋膜高发病变区中下段(图上2-6)。

　　其中,肩胛筋膜高发病变区分为左右肩胛背面两部分,水针刀微创疗法治疗,以斜行平刺进针法及筋膜扇形分离法。

　　颈胸筋膜高发病变区中下段,水针刀微创疗法治疗,沿斜方肌的肌筋膜层,以斜行平刺进针法及筋膜扇形分离法。

　　4. 腰骶部筋膜高发病变区

　　该区可分为腰背筋膜高发病变区和骶部筋膜高发病变区两部分。

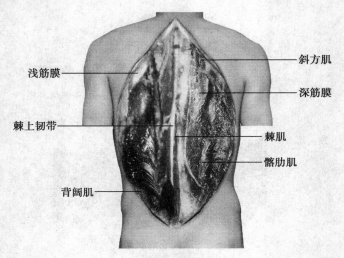

浅筋膜

斜方肌

深筋膜

棘上韧带

棘肌

髂肋肌

背阔肌

图上 2-6　背部筋膜示意图

其中,腰背筋膜高发病变区,水针刀微创疗法治疗,以斜行平刺进针法及筋膜扇形分离法。(图上 2-7)

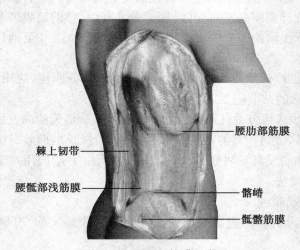

棘上韧带

腰肋部筋膜

腰骶部浅筋膜

髂嵴

骶髂筋膜

图上 2-7　腰骶部筋膜示意图

骶部筋膜高发病变区,水针刀微创疗法治疗,应用"八"字入路分离法及筋膜扇形分离法。同时,可以应用水针刀法骶后孔"八"字入路法及旋转扩张术(图上 2-8)。

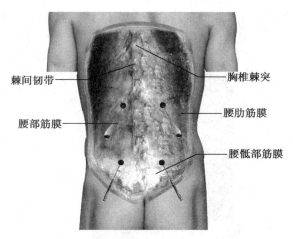

图上 2-8 腰骶部筋膜微创入路图

棘间韧带

胸椎棘突

腰部筋膜

腰肋筋膜

腰骶部筋膜

5. 胸部筋膜高发病变区

胸部筋膜高发病变区可分为胸上筋膜高发病变区（对应肺病对应诊疗区）和胸下筋膜高发病变区（对应心病对应诊疗区）。水针刀微创疗法治疗，应用樱枪型水针刀，斜行平刺进针法及筋膜扇形分离法。胸上筋膜不仅可以治疗软组织损伤疼痛，同时，可以治疗肺脏疾病；胸下筋膜不仅可以治疗软组织损伤疼痛，同时，也可以治疗心脏疾病（图上 2-9）。

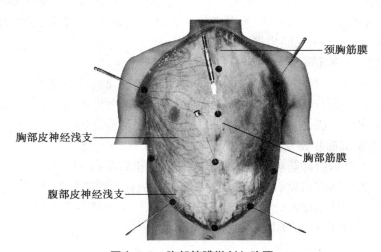

颈胸筋膜

胸部皮神经浅支

胸部筋膜

腹部皮神经浅支

图上 2-9 胸部筋膜微创入路图

6. 腹部筋膜高发病变区

该区可分为腹上筋膜高发病变区（胃病对应诊疗区）、腹下筋膜高发病变区（生殖病对应诊疗区）及腹外筋膜高发病变区（肠病对应诊疗区）几部分（图上 2-10）。

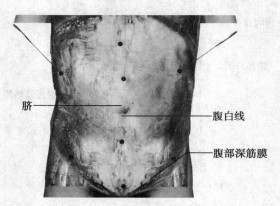

脐

腹白线

腹部深筋膜

图上 2-10　腹部筋膜微创入路图

　　腹部筋膜高发病变区,水针刀微创疗法治疗时,选用扁圆型水针刀或磁线水针刀两种,应用斜行平刺进针法,筋膜扇形分离法及磁线留置法。不仅可用于治疗软组织损伤病,同时可治疗胃肠疾病及生殖病。

　　7. 肩部筋膜高发病变区

　　该区位于肩关节周围的肌筋膜层,呈立体三角形区域。水针刀微创疗法治疗时,可按肩前方、肩后方、肩外侧方三针法入路。选用扁圆型水针刀法,向心性平刺进针,应用筋膜扇形分离法。

　　8. 肘关节筋膜高发病变区

　　该区可分为肘前方、肘外侧方、肘后方三部分筋膜高发病变区。

　　水针刀微创疗法治疗时,可按肘前方、肘后方、肘外侧方三针法入路。选用扁圆型水针刀法,向心性平刺进针,应用筋膜扇形分离法。

　　9. 手腕部筋膜高发病变区

　　该区可分为腕部筋膜高发病变区及手部筋膜高发病变区两部分。

　　其中腕部筋膜高发病变区可分为腕前方、腕后方两部分筋膜高发病变区。水针刀微创疗法治疗时,可按腕前方、腕后方三针法入路。选用锋勾型水针刀法,向心性平刺进针,应用筋膜弹割分离法。

　　10. 手部筋膜高发病变区

　　该区可分为手背部及手掌部筋膜高发病变区两部分,水针刀微创疗法治疗时,可按手背部及手底部三针法入路。选用微型水针刀法,向心性平刺进针,应用筋膜扇形分离法。

11. 臀髋部筋膜高发病变区

该区可分为臀部三角形筋膜高发病变区及髋前部及股外侧部三部分。

水针刀微创疗法治疗时,可按臀前方、臀后方、臀外侧方三针法入路。选用扁圆型水针刀法,向心性平刺进针,应用筋膜扇形分离法。

12. 膝关节筋膜高发病变区

该区可分为膝前方筋膜高发病变区、膝内侧方筋膜高发病变区、膝外侧方筋膜高发病变区及膝后方腘窝菱形窝筋膜区四部分。

水针刀微创疗法治疗时,可按膝前方、膝后方、膝外侧方、菱形窝区三针法入路。选用扁圆型水针刀法,向心性平刺进针,应用筋膜扇形分离法。

13. 足踝部筋膜高发病变区

该区可分为踝部筋膜高发病变区及足部筋膜高发病变区。

其中,踝部筋膜高发病变区分为:踝关节前方、踝关节内侧方、踝关节外侧方筋膜高发病变区,水针刀微创疗法治疗时,可按踝前方、踝后方、踝外侧方三针法入路。选用樱枪型水针刀法,向心性平刺进针,应用筋膜扇形分离法。

足部筋膜高发病变区分为:足背部及足底部筋膜高发病变区。水针刀微创疗法治疗时,可按足背部及足底部三针法入路。选用锋勾型水针刀法,向心性平刺进针,应用筋膜弹割分离法。

第五节 骨关节病高压征筋骨针减压术治疗机制

近年来,在国内外关于骨内高压学说,作为东西方骨伤科医学的基础理论和临床的研究,越来越受到广大骨科微创临床医师的高度重视。

早在 20 世纪 60 年代,不少国内骨伤科专家、学者开始关注与研究退行性骨关节病的病理机制,由于人体进入中老年后,骨关节的缺血、缺氧及血运障碍,引起关节软骨的退行性变,继而引起骨质的增生硬化、部分伴有软骨下囊性改变。其主要原因是骨质内的静脉回流障碍,刺激新骨的形成,导致骨质硬化及骨关节炎的病理变化。

骨内高压引起骨组织结构的改变,由于骨关节周围的无菌性炎症,引起关节周围及骨质内的充血水肿,导致骨松质及软骨内血流动力的压力升高,引起松质骨内静脉窦样扩张、囊性变、间质水肿,导致骨小梁的坏死及病理修复。同时加重静脉回流障碍及组织压迫,形成骨代谢障碍的恶性循环,使骨关节病变不断加剧。

骨内高压是退行性骨关节病的一种常见原因;大部分病人早期无明显的骨内高压征,只有病情发展到一定阶段时才出现骨内高压征,这种病人多见于形体肥胖的人群。一部分多见于退行性骨关节炎的急性疼痛期,出现骨内高压征。临床主要表现为髋关节的股骨头无菌性坏死症的疼痛期、膝关节增生症的疼痛肿胀期,肥胖型人群跟疼症的发作期,类风湿关节炎的疼痛肿胀期。一般疼痛越严重,骨内压越高。骨内潜在性高压引起膝关节活动时疼痛,由于骨关节静脉回流障碍,引起骨关节休息时疼痛。

骨关节退行性病变与骨内高压征,属于中医学的骨痹症的范畴,其中包括退行性骨关节病、骨质疏松、骨坏死等。早在两千多年前的《素问·长刺节论篇》中就有关于骨痹的记载,曰:"病在骨,骨重不可举,骨髓酸痛,寒气至,则痛,名曰骨痹。"症见骨节疼痛,四肢沉重难举,有麻冷感。治宜补肾祛邪,用安肾丸、附子独活汤等方。在中医药传统理论"肾主骨"理论指导下,历代医家对骨痹相关疾病,在治疗原则上主张"从肾论治",并取得了显著的临床疗效。

作者在近三十年的骨伤微创临床治疗过程中,对中医的骨痹症,即现代骨关节病的骨内高压征的治疗,主要采取的是**中西结合、筋骨并重、内外兼顾、保守微创相贯通**的方针,治骨病分急性疼痛期和慢性恢复期:①急性疼痛期以水针刀松解关节周围的病变结节,应用筋骨减压针三针法旋转减压术;②慢性恢复期以中医中药的补肝肾、强筋骨治疗为主,配合内外结合为辅,如应用筋骨针大粗隆三针法骨膜旋转减压术、水针刀三氧消融术结合中药强筋壮骨汤治疗股骨头坏死症。如应用筋骨针胫骨粗隆三针法骨膜旋转减压术、水针刀三氧消融术结合中药筋骨康治疗膝关节骨性关节炎。如应用筋骨针跟后结节三针法骨膜旋转减压术、水针刀三氧消融术结合中药活血软骨汤治疗跟痛症。

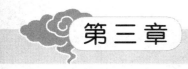

第三章

水针刀微创疗法三针法定位理论

第一节　人体肌筋膜立体三角区平衡原理学说

　　人体动静态的平衡稳定,包括依靠骨骼框架的平衡稳定系统的肌腱、韧带及筋膜等组织,构成人体许多立体三角区,达到人体的动静态平衡稳定。人体软组织立体三角平衡原理学说是根据科学的生物力学特点创造发明的,中国古代的建筑结构正是通过三角平衡原理实现立体平衡稳定的,其充分体现了我们祖先的聪明智慧,而人体骨骼框架的稳定结构,正是依赖软组织立体三角的生物力学的平衡功能而达到稳定,其受力点为人体骨关节周围肌腱、韧带、筋膜的起点,少部分在终止点,这些立体三角区的每个角,为生物力学的凝力点、也是软组织病理损伤点及无菌炎症的粘连点,因此就是筋骨针及中医筋骨三针法的治疗点。

　　人体从头颈部、肩部、肘腕部、胸背部、胸腹部、腰骶部、臀髋部、膝踝部等关节部位,由筋膜、肌腱、韧带相互交叉构成了许多肌筋膜立体三角,如枕下三角区,颈旁三角区,颈前三角区,肩胛上三角区,肩胛三角区,胸背三角区,腰肋三角区,腰骶三角区,骶髂三角区,臀髋三角区等,以上这些三角区的三个角,大都是软组织生物力学的凝力点,是软组织病理学损伤点,即是软组织损伤点(图上 3-1)。

　　根据人体软组织损伤的分布规律,人体软组织肌筋膜立体三角区,构成了规律性立体致痛区,这些致痛区主要分布在人体的颈、肩、腰、背骨突的受力点及四肢关节周围筋膜的附着处,肌腱韧带的起止点等,因此根据以上特点,可以把颈、肩、腰、背、胸、腹及四肢关节的软组织损伤,大致分以下几个立体三角区,这些三角区的三个角,为中医筋骨三针法的诊断及治疗点。

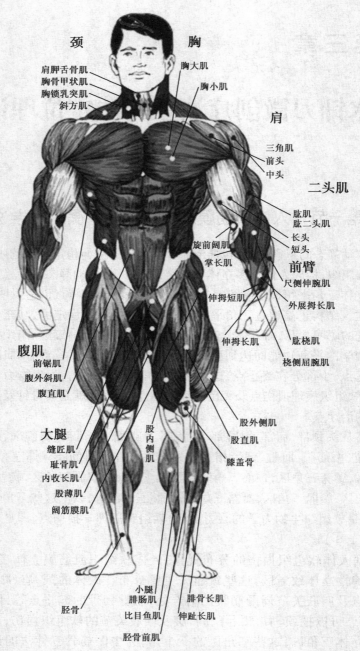

颈
肩胛舌骨肌
胸骨甲状肌
胸锁乳突肌
斜方肌

胸
胸大肌
胸小肌

肩
三角肌
前头
中头

二头肌
肱肌
肱二头肌
长头
短头

旋前阔肌
掌长肌

前臂
尺侧伸腕肌
外展拇长肌
肱桡肌
桡侧屈腕肌

伸拇短肌
伸拇长肌

腹肌
前锯肌
腹外斜肌
腹直肌

大腿
缝匠肌
耻骨肌
内收长肌
股薄肌
阔筋膜肌

股内侧肌

股外侧肌
股直肌
膝盖骨

胫骨

小腿
腓肠肌
比目鱼肌
胫骨前肌

腓骨长肌
伸趾长肌

图上 3-1　人体肌层解剖图（正面）

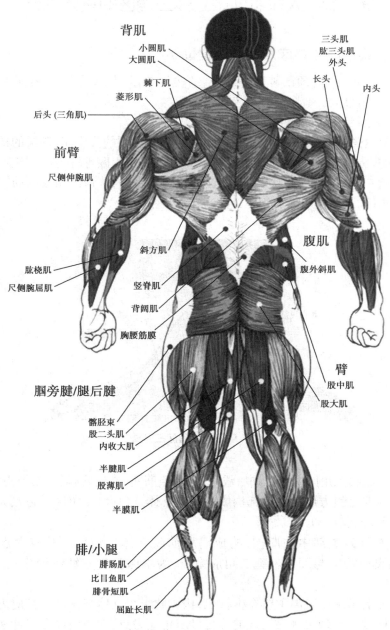

图上 3-1　人体肌层解剖图（背面）

第二节 人体肌筋膜立体三角区的具体划分

一、颈筋膜三角区及三针法定位

颈部生理特点:颈椎骨骼小,解剖结构复杂、肌肉纵横交叉、神经牵涉广泛,承受压力最大,颈部活动度大。

(一)颈后部肌筋膜立体三角区

主要由颈部浅深筋膜及后群浅层的斜方肌、中层的头夹肌、深层的椎枕肌构成,达到人体头颈部动静态平衡。其应力点在双侧颞骨乳突与颈7棘突构成的倒置三角区,其次为枕外隆突肌筋膜与肩胛骨内上角区构成的筋肌筋膜立体三角区,三角区应力点为三针法治疗点(图上3-2)。

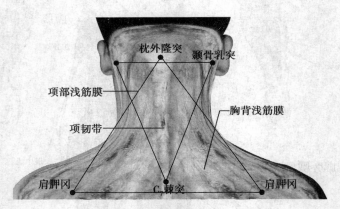

图上3-2 项筋膜三角区三针法定位

颈后筋膜三角区主要由颈后浅深筋膜、项筋膜、寰枕后膜、项韧带构成,浅层肌肉主要是斜方肌在颈背部构成的筋膜立体三角区,三角区应力点为三针法治疗点(图上3-3)。

头夹肌为颈部中层肌肉,构成筋肌筋膜立体三角区。其应力点位于枕外隆突肌筋膜与颈7棘突三角应力点,为中医筋骨三针法治疗点(图上3-4)。

颈部上段深层肌肉主要有椎枕肌,构成软组织立体三角区。其应力点位于双侧枕腱弓与颈二棘突构成的枕腱弓三角应力点,为中医筋骨三针法治疗点(图上3-5)。

（二）颈前部肌筋膜立体三角区

颈前肌筋膜立体三角区,主要由颈前部浅深筋膜构成。前群主要由浅层的颈阔肌,中层的胸锁乳突肌、胸骨舌骨肌、肩胛舌骨肌、甲状舌骨肌、颏舌肌、二腹肌,深层的颈前直肌、颈前侧肌等构成,达到人体头颈部动静态平衡。喉结节与双侧胸锁关节三角区应力点,为三针法治疗点(图上3-6、图上3-7)。

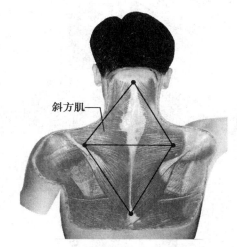

图上 3-3　颈部斜方肌及椎枕肌三角区三针法定位

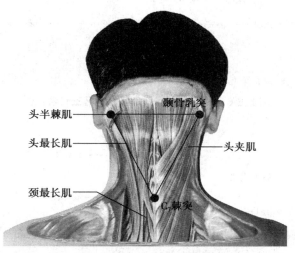

图上 3-4　头夹肌三角区三针法定位

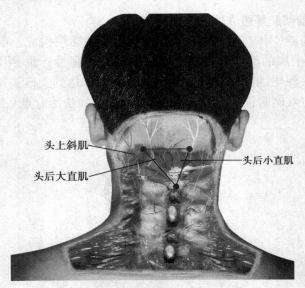

图上 3-5　椎枕肌三角区三针法定位

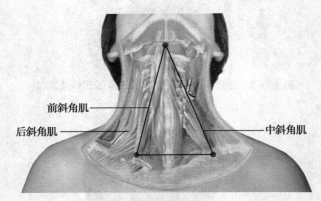

图上 3-6　颈前方中层斜角肌三角区三针法定位

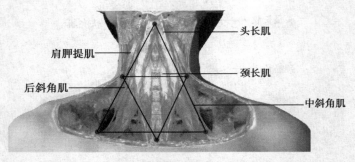

图上 3-7　颈前方深层颈长肌三肌筋膜立体三角区

（三）颈侧方肌筋膜立体三角区

颈侧方立体三角区,主要由颈侧部浅深筋膜及浅层的颈阔肌、斜方肌前缘,中层的胸锁乳突肌、肩胛舌骨肌,深层的前、中、后斜角肌构成,达到颈部侧方的动静态稳定,颞骨乳突、胸锁关节与肩峰端三角区应力点,为三针法治疗点(图上3-8)。

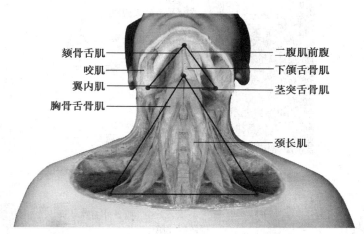

图上3-8　颈侧方深层肌三角区三针法定位

二、肩筋膜三角区及三针法定位

浅层的立体三角区由浅深筋膜构成,分冈上筋膜、冈下筋膜、肩胛筋膜,构成肩胛筋膜立体三角区;肌层主要由浅层的三角肌构成;深层肩前三角区主要由肱二头肌、喙肱肌构成;肩后三角区主要由肱三头肌、大圆肌、小圆肌、冈上肌及冈下肌构成,为中医筋骨三针法治疗点(图上3-9)。

肩三角区主要由前方的肩胛骨深层喙突肱二头肌、喙肱肌构成;外侧方大结节后方的盂下结节构成的肌筋膜立体三角区,三角区应力点,为三针法治疗点。

肩关节三针法应力点为外侧方三角肌粗隆,前方小结节与肩峰端构成的肌筋膜立体三角区三针法治疗点。

三、肘筋膜三角区及三针法定位

肘部立体三角区浅层的立体三角区由浅深筋膜构成,其生物力学应力点及病理损伤点主要有肱骨外上髁、内上髁与后方的尺骨鹰嘴构成的立体三角区,动静态受力点,肱骨内上髁是前臂屈肌腱的止点,肱骨外上髁则是伸肌腱的止点,是中医筋骨三针法治疗点(图上3-10)。

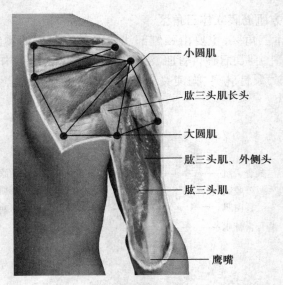

图上 3-9　肩外三角区三针法定位

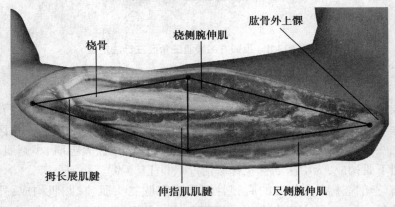

图上 3-10　肘后立体三角区

其次是肘前方肱二头肌,肱桡肌与肘横韧带构成的立体三角区,为中医筋骨三针法治疗点。

1. 内侧尺副韧带,呈三角形,分成前、后、斜三部,分别起自肱骨内上髁前下和鹰嘴,止于喙突内、鹰嘴内侧缘与喙突上。三部分的纤维互连,成为尺侧的保护网。

2. 肱骨外上髁(手阳明经筋),位于肘关节的外上方,肱骨外下方。其上面附着的主要有肘外侧筋膜及伸指肌总腱,桡侧的腕伸肌、拇长伸肌、拇短伸肌、旋后圆肌。

四、手腕筋膜三角区及三针法定位

手腕部肌筋膜立体三角区分为:腕部筋膜高发病变区及手部筋膜高发病变区两部分(图上 3-11)。

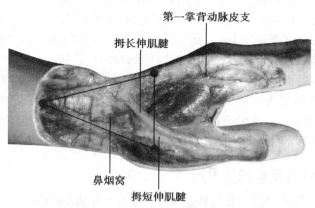

第一掌背动脉皮支
拇长伸肌腱
鼻烟窝
拇短伸肌腱

图上 3-11　手腕部肌筋膜立体三角区

其中腕部筋膜高发病变区可分为腕前方、腕后方两部分筋膜高发病变区。

手部筋膜高发病变区可分为:手背部及手掌部筋膜高发病变区两部分,中医筋骨三针法治疗时,可按手肌筋膜立体三角区,中医筋骨三针法治疗点(图上 3-12)。

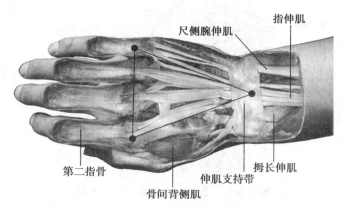

尺侧腕伸肌
指伸肌
第二指骨
骨间背侧肌
伸肌支持带
拇长伸肌

图上 3-12　手掌部肌筋膜立体三角区

腕掌关节及相关的筋肉,前臂的肌腱及深筋膜与腕骨保持密切联系。这种解剖关系使腕部具备了广泛的运动功能,以适应手的复杂活动。

1. 腕屈肌群　腕关节的屈曲运动主要有桡侧腕屈肌、尺侧腕屈肌,其次是拇长展肌和掌长肌。

2. 腕伸肌群　腕关节的主要伸肌为桡侧腕长伸肌、桡侧腕短伸肌和尺侧腕伸肌,其次是指总伸肌。

3. 腕内收(尺侧倾)肌群　手腕的内收运动,主要靠尺侧腕屈肌和尺侧腕伸肌两群肌肉。比较起来,腕内收运动的范围较外展范围大。

4. 腕外展(桡侧倾)肌群　腕外展运动主要靠桡侧腕屈肌、桡侧腕长伸肌和桡侧腕短伸肌,其次是拇长展肌、拇短伸肌和拇长伸肌。

拇长屈肌肌腱及腱鞘在通过掌指关节附近的狭窄间隙时被摩擦损伤而发生无菌性炎症称之为拇长屈肌肌腱腱鞘炎。检查以上筋结点,如为筋结病灶点便可进行治疗。中风后遗症的手指屈曲僵硬可检查以上筋结点,如为结筋病灶点便可进行治疗。

五、胸背筋膜三角区及三针法定位

胸背部肌筋膜立体三角区,其生物力学应力点及病理损伤点主要在双肩胛冈外上方与胸 11 椎体构成的立体三角区,为中医筋骨三针法治疗点。其次是双侧游离肋尖与胸 11 椎体构成的立体三角区,为中医筋骨三针法治疗点(图上 3-13)。

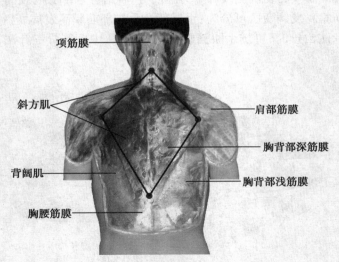

项筋膜

斜方肌

肩部筋膜

胸背部深筋膜

背阔肌

胸背部浅筋膜

胸腰筋膜

图上 3-13　胸背部肌筋膜立体三角区

胸背部侧肩胛冈外上肌筋膜立体三角区,为中医筋骨三针法治疗点。下方主要是由背阔肌构成的左右筋膜三角区。外侧方主要是左右肩胛筋膜三角区,为中医筋骨三针法治疗点。

六、胸腹筋膜三角区及三针法定位

浅层的立体三角区由浅深筋膜构成,其生物力学应力点及病理损伤点主要在胸骨柄上缘,与两侧肋弓下缘同时构成立体三角区,为中医筋骨三针法治疗点。其次是双侧胸大肌附着点与胸骨柄上缘及剑突根部构成的立体三角区,为中医筋骨三针法治疗点。

以胸锁关节的胸锁乳突肌、胸肋关节的胸大肌、胸小肌、胸骨柄上、胸骨表面、肋软骨,肋弓与剑突的筋结灶部位部分有胸肌肌腱及肋间肌腱损伤病变。第 11~12 肋游离端及肋软骨弓缘为常见损伤病变点,肋软骨炎最易发生在第 2~10 肋软骨处。

中层主要由胸大肌胸小肌构成肌筋膜立体三角区(图上 3-14)。

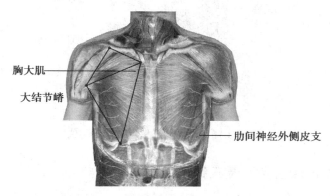

胸大肌

大结节嵴

肋间神经外侧皮支

图上 3-14　胸大肌筋膜立体三角区定位

深层主要由前锯肌、肋间外肌构成肌筋膜立体三角区。

1. 浅层的立体三角区由浅深筋膜构成,其生物力学应力点及病理损伤点主要在剑突根部,左右髂前上棘构成的立体三角区,为中医筋骨三针法治疗点。另外是双侧肋弓下缘与耻骨结节构成的肌筋膜立体三角区。

2. 腹部筋膜区三针法定位

腹部软组织损伤及内脏病变反应区可分三肌三线五皱裂。三肌即腹直肌起止点,腹外斜肌起止点与腹横肌交叉点。三线即腹部中线,腹白线与双侧腹直肌腱鞘线。腹白线由腹直肌筋膜构成,两侧由双侧腹直肌腱鞘线通过。下腹部五皱裂,即脐下正中线皱裂线、脐内侧皱裂线(双)及脐外侧皱裂线(双)。

七、腰骶筋膜三角区及三针法定位

浅层的立体肌筋膜立体三角区构成,其生物力学应力点及病理损伤点肌筋膜立体三角区缘与骶嵴上缘构成的筋膜立体三角区,为中医筋骨三针法治疗点。其次是双侧髂骨嵴上缘与耻骨结节构成的立体三角区。

因脊柱腰曲段向前弯曲角度较大,腰脊前三肌(腰大肌、腰小肌、腰方肌)、腰背三肌(腰髂肋肌、腰长肌及骶嵴肌)与臀部的梨状肌,三者共同构成腰、腹、腿不等边三角形关系,其中梨状肌为该三角形底边(图上3-15)。

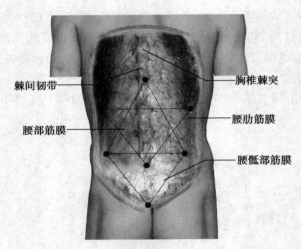

棘间韧带   胸椎棘突
腰部筋膜   腰肋筋膜
           腰骶部筋膜

图上 3-15　骶尾部三角区三针法定位

八、臀筋膜三角区及三针法定位

1. 臀部肌筋膜立体三角区　臀部浅层的立体三角区由浅深筋膜构成,其生物力学应力点及病理损伤点主要在骶骨背面、髂嵴上方与大粗隆后方构成的筋膜立体三角区,臀大肌构成的立体三角区,为中医筋骨三针法治疗点。

2. 臀后部深层肌筋膜立体三角区　主要是由臀小肌、梨状肌构成的肌筋膜立体三角区,为三针法治疗点(图上3-16)。

九、髋筋膜三角区及三针法定位

1. 髋部浅层肌筋膜立体三角区　由浅深筋膜构成,股三角外侧方主要在髂前上棘阔筋膜张肌、缝匠肌,上方主要由腹股沟韧带,内侧方主要由内收肌群包括长收肌、大收肌,三针

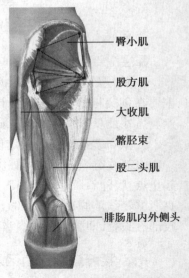

臀小肌
股方肌
大收肌
髂胫束
股二头肌
腓肠肌内外侧头

图上 3-16　臀后深层立体三角区

点主要在髂前上棘、耻骨结节及股骨内侧上缘;深层三角区主要由髂腰肌的止点小转子与股骨内下端构成,为中医筋骨三针法治疗点(图上3-17)。

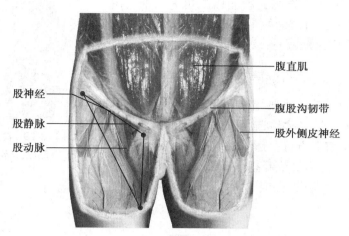

图上3-17 股前三角区三针法定位

2. 髋部外侧方肌筋膜立体三角区 髋部外侧方浅层的立体三角区由浅深筋膜构成,其生物力学应力点及病理损伤点主要在髂前上棘阔筋膜张肌、臀大肌止点大粗隆与髂后上棘构成的立体三角,为中医筋骨三针法治疗点。

十、膝关节筋膜三角区及三针法定位

1. 膝关节前方肌筋膜立体三角区 主要由浅深筋膜与股四头肌构成,其生物力学应力点及病理损伤点主要在髌骨上缘两侧方,钟表定位法的3点、9点与髌韧带止点,胫骨粗隆6点构成的立体三角区,为中医筋骨三针法治疗点(图上3-18)。

2. 膝关节内侧方肌筋膜立体三角区 主要由股薄肌、缝匠肌与内侧副韧带构成立体三角区,按钟表定位法在3点处,为中医筋骨三针法治疗点。

3. 膝关节外侧方肌筋膜立体三角区 主要由髂胫束与外侧副韧带构成

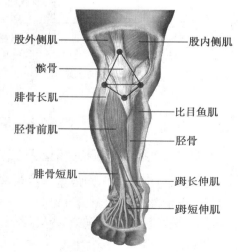

图上3-18 膝关节前方立体三角区

立体三角区,按钟表定位法在9点处,为中医筋骨三针法治疗点。

4. 膝关节后方肌筋膜立体三角区 主要由外侧的股二头肌与内侧的半腱肌、半膜肌构成的立体三角区,为中医筋骨三针法治疗点(图上3-19)。

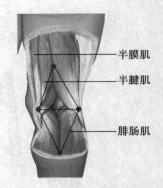

半膜肌
半腱肌
腓肠肌

图上 3-19 膝关节后方肌筋膜立体三角区

十一、踝关节筋膜三角区及三针法定位

主要由内踝、外踝、跟后结节三点为浅深筋膜、韧带、踝横韧带、分裂韧带及周围肌腱的附着点。三针点:内踝前下方可松解分裂韧带、关节囊;外踝后下1.5cm可松解关节囊扭伤;跟后结节可治疗跟腱挛缩症、跟后滑膜炎,构成了踝关节立体三角区,也是踝三针法治疗点(图上3-20)。

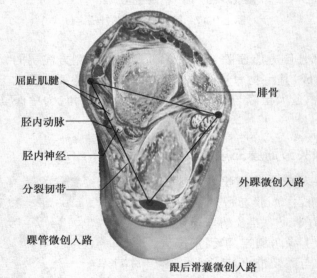

屈趾肌腱
腓骨
胫内动脉
胫内神经
外踝微创入路
分裂韧带
踝管微创入路
跟后滑囊微创入路

图上 3-20 踝关节立体三角区

十二、足底筋膜三角区及三针法定位

又称为足跖腱膜韧带立体三角区,跖长韧带及跖腱膜主要起于跟骨结节后缘,止于第一趾骨至第五趾骨。三角区的三个应力点,主要位于跟后结节,跖长韧带跖腱膜附着点第一跖趾结节至第五跖趾结节,构成跖腱膜韧带立体三角区。三角区的三个应力点,主要位于跟后结节,第一跖趾结节至第五跖趾结节(图上3-21)。

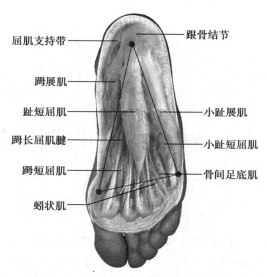

屈肌支持带 —— 跟骨结节

蹞展肌

趾短屈肌 —— 小趾展肌

蹞长屈肌腱 —— 小趾短屈肌

蹞短屈肌 —— 骨间足底肌

蚓状肌

图上 3-21 足掌腱膜韧带立体三角区

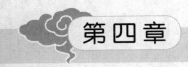

第四章

水针刀三氧消融术的临床应用

缺氧乃万病之源,日本医学权威野口英世博士早在 60 年代就着手于研究氧气与健康的关系,证明临床上许多疾病大都是机体组织内氧气缺乏所造成。

近几年来,我们通过应用水针刀在病灶区内注入滤过氧气治疗软组织损伤,脊柱相关性疾病取得了满意效果。

一、概述

三氧(强氧化剂、氧气、臭氧),是一种活性氧,由三个氧原子组成,故称之为 O_3,是一个强氧化剂,常温下半衰期在 20~30 分钟之间,易分解,比氧气易溶于水。2000 年初,三氧疗法在国内逐步推广应用,主要用于颈腰椎间盘突出症的保守治疗,取得了确切的疗效。

水针刀三氧消融术,是水针刀微创新针法发明人吴汉卿教授应用水针刀三针法,配合腰痛宁松解液结合三氧消融,研究出来的一种微创治疗技术。三氧消融术可以消除无菌炎症,达到松解椎体周围的软组织结节,治疗各种软组织损伤疾病。三氧消融术可以快速溶解椎间盘脱出的胶原物质,以促进炎性物质吸收。腰痛宁松解液具有止血、止痛,改善微循环的作用。配合水针刀的微创三针法定位、八字入路法及旋转分离法,安全有效。因此,水针刀三氧消融术是目前治疗腰椎间盘突出症、软组织损伤病疗效显著的微创技术。

二、作用机制

三氧用于椎间盘突出症、软组织损伤、颈肩腰腿痛的治疗,其作用机制主要有以下几个方面。

1. 氧化分解髓核内的蛋白多糖 三氧是一种活性氧,具有强氧化作用。它的氧化能力仅次于氟,常温下其半衰期为 20 分钟,注入椎间盘后能迅速氧化髓核内的蛋白多糖,使髓核渗透压降低,水分丢失,发生变性、干涸、坏死及萎缩,使突出的髓核回缩、解除神经根的压迫。

2. 抗炎作用 三氧的抗炎作用则是通过拮抗炎症反应中的免疫因子释放、扩张血管,改善静脉回流,减轻神经根水肿及粘连,从而起到消除病变组织周围的无菌性炎症,治疗疼痛的作用。椎间盘突出的髓核及纤维环压迫神经根及其周围的静脉,产生神经根周围炎及静脉回流障碍,出现水肿、渗出。此外,纤维环断裂后释放的糖蛋白等作为抗原物质,使机体产生免疫反应,形成无菌性炎症,严重时发生粘连,这些因素是腰腿痛的主要原因,三氧正好是快速消除病变炎症的活性氧化剂。

3. 抗感染作用 三氧通过与体液反应产生过氧化氢,防御并杀死细胞及病毒。过氧化氢可穿透细菌和病毒的蛋白质膜,破坏膜的保护,导致细胞膜变硬易碎;还可穿过细胞膜,破坏病毒和细菌的 DNA;通过它的强氧化作用断裂细胞膜来杀灭细菌及病毒,并能促进或使细胞产生干扰素,产生杀菌抗炎作用。

4. 镇痛作用 三氧的镇痛作用类似于"化学针灸"的作用,能刺激抑制性中间神经元释放脑啡肽等物质,从而达到镇痛目的,能直接作用于椎间盘表面,邻近韧带,小关节突及腰肌内广泛分布的神经末梢,这些神经末梢被炎症因子和突出髓核所释放的化学物质(如 P 物质或磷酸酶 A_2 等)激活,引起反射性腰肌痉挛而致腰腿背痛,在患者椎间盘及椎旁间隙应用水针刀旋转分离后注射三氧,注射后短时间内快速促进炎性物质吸收,起到治疗疼痛的作用。

5. 抗粘连、抗复发作用 三氧具有快速分解吸收突出髓核胶原蛋白物质,促进椎间孔神经根周围炎性脂肪组织及椎周软组织炎性物质的吸收。因而,具有强有力的拮抗椎间盘突出后造成神经根周围软组织的粘连和术后软组织粘连并发症的作用。

6. 水针刀的松解分离功能 水针刀对软组织损伤及颈腰椎病变治疗,按三针点安全入路法,可直接松解分离病变软组织结节,解除神经根的压迫,消除疼痛,恢复机体动态平衡。

7. 注射磁化松解液 系列磁化松解液,不仅具有止血镇痛,消除无菌炎症作用,而且还有抗过敏、抗粘连、抗复发作用。

三、水针刀三氧消融术的优点

水针刀三氧消融术与目前临床上几种常用的微创技术相比具有明显优势,治疗腰椎间盘突出症的方法包括:

1. 胶原酶融盘术 该技术成本大,注射后疼痛反应重,而且过敏几率大,术后制动时间长。

2. 椎间盘镜 比三氧消融术创伤大,出血多,投资大,感染几率大。

3. 激光汽化治疗　局限性比较大,使用范围小。

经过临床研究,发现三氧融盘术具有以下优点:

(1) 微创伤、无痛苦:仅使用直径不足 1mm 的扁圆刃水针刀,几乎无损伤,从未出现过血管、神经根的损伤。

(2) 感染机会极低:因为 O_3 本身就具有消毒和杀菌的作用,只要使用一次性扁圆刃水针刀,严格无菌操作,几乎无椎间盘感染。

(3) 术后无并发症。

(4) 操作简便安全可靠:按水针刀三点安全入路,不需在 CT、X 线下定位。减少患者所受的 X 线辐射。

(5) 花钱少、费用低:每例手术仅消耗 1 根水针刀,医用纯氧及电耗几乎可忽略不计。

(6) 该微创技术不仅适用年轻患者而且还适用于高龄患者。

(7) 适应证:应用水针刀三点安全入路法及系列松解液,配合椎间孔旋转扩张术,侧隐窝分离术及骶后孔分离术,可快速治愈腰椎间盘突出症,广泛治愈颈椎病、各种软组织损伤、颈肩腰腿疼、四肢关节疼痛、外伤后遗症、脊柱炎、股骨头坏死症、风湿性关节炎等及脊柱相关性病症。

四、氧气注射的注意事项

1. 必须严格无菌操作。

2. 注氧前必须回抽有无回血,严防将气体注入血管内。

3. 严格掌握水针刀的深度,严防刺入胸腔,造成气胸。

4. 严格熟悉内脏的解剖部位,防止刺伤内脏。

五、水针刀三氧融盘术注射要领

适应软损颈腰痛,无菌注射为要领。

定位浓度量选准,三点椎管入路清。

注前回抽防栓塞,注后按揉去病宗。

六、主要适应证

1. 轻中度颈、腰椎间盘突出症急性水肿期并发神经的压迫。

2. 保守方法治疗失败的腰椎间盘突出症。

3. 颈、腰椎手术后瘢痕粘连综合征。

4. 颈椎病、肩周炎、各种软组织损伤、颈肩腰腿疼。

5. 四肢关节疼痛、外伤后遗症、脊柱炎、股骨头坏死症、风湿性关节炎等。

6. 对神经节周围皮质类固醇和麻醉剂的注射无效者。

7. 带状疱疹、软组织肌纤维瘤。

8. 妇科盆腔炎、妇科阴道炎、宫颈糜烂、附件炎、产后盆腔综合征等疑难病。

9. 慢性肠炎、结肠炎、肛肠病。

10. 前列腺炎、膀胱炎、褥疮、皮肤溃烂等。

七、禁忌证

1. 全身感染发热。

2. 凝血功能障碍如血友病、血小板减少症。

3. 严重心脑肾病变。

4. 甲状腺功能亢进。

5. 严重的椎间盘变性。

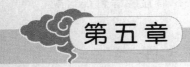

第五章

脊柱相关病基础理论

第一节　脊柱相关病九大诊疗区划分

一、什么是脊柱相关病

脊柱相关病是由于脊柱周围的软组织损伤、小关节错位或增生退变刺激压迫了脊神经、内脏神经所引起的临床综合征。如:颈源性头痛、颈源性眩晕、脊源性胃脘痛等。

二、什么是脊柱区带

脊柱区带是根据脊柱的分布来命名的,脊柱区带是指上至上项线,下至尾骨在内,外至竖脊肌外缘及骶髂关节线,包括脊神经后内外支、自主神经、椎旁交感神经节及脊髓投影线所在的区域。脊柱相关病多发生在该区。

作者经过临床二十余年的临床实践,根据内脏疾病在脊柱区带的反射规律及脊柱信息原理学,结合大量的尸体解剖,总结划分出了脊柱相关病九大诊疗区及胸腹部九大对应区,使传统的经络现代化、传统的腧穴简易化,主要用于诊断和治疗脊柱相关疾病。

划分依据如下:

1. 根据同名内脏解剖位置与体表投影。每个相关诊疗区,在相应脊柱节段解剖区域内,对应相同的内脏,如肺、气管疾病相关诊疗区,在相应节段解剖区对应肺门组织,其体表投影也在该区域内;心脏疾病相关诊疗区对应心脏投影区。

2. 根据内脏疾病的体表反射规律。同名内脏疾病,可以在背部同名相关诊疗区内出现阳性反应(异常感觉)或阳性反应结节、反应点。如慢性支气管炎、支气管扩张,往往在肺病诊疗区脊柱旁、肩胛内上角反射;肺气肿、哮喘往往反射在胸椎上段棘突旁。

3. 根据脊神经、内脏神经的分布特点。脑部相关诊疗区,相应节段的解剖区域对应小脑和延髓;颈交感疾病相关区域,对应相应交感神经节,如星状神经节。

4. 根据传统经穴分布规律。中医学认为背部属阳,而脊椎正中线为人体督脉线,督脉为"阳脉之海",即总督一身之阳气,"缘督为治"语出《华佗神医秘传》。因督脉是十二经的根本,所以全身十二经脉、五脏六腑、四肢百骸有病,都应沿督为治,脏腑经络肢体的疾病才能得愈。

5. 根据内脏疾病在背部的信息反射区域 由于宇宙中所有事物都有信息,以至信息无所不在地渗入各个领域之中,其中研究与生物有关的信息学内容的科学,称为生物信息学。人体的内脏疾病在脊柱区带对应部位,会出现异常的生物信息反映,如肺病哮喘,往往反射在颈胸关节囊周围及胸前筋膜区中上段。胆囊炎、胆石症反射在右肩胛区及右胸肋筋膜区等。(详见于《脊柱相关病水针刀微创针法》一书)。

九大诊疗区歌诀

脑区中枢神经病,枕下倒置三角形。
颈椎中下平衡区,交感分泌官能症。
肺区居于五脏首,肩胛冈嵴相平行。
心区心脏投影区,主治功能心脏病。
七至九节肝胆区,肩胛下角记分明。
胸椎中下胃病区,脊柱两侧有反应。
肾区肾脏投影区,结石积水肾绞痛。
肚脐环状水平线,肠道病区治肠病。
生殖骨性三角区,主治男女生殖病。
骶骨岬旁四对孔,针刀留线角度清。
水针刀线相结合,灵活运用祛顽症。

第二节 九大系统疾病相关诊疗区具体划分

脊柱区带九大诊疗区的横向划分,是在脊柱区带内以脊柱的节段划分每个区域,一般来说九大诊疗区除脑病诊疗区之外,以每三节棘突作为上下定点,外至竖脊肌外缘为一个治疗区,脊柱区带自上项线脑病诊疗区,下至尾骨在内的生殖病区,自上而下共九大诊疗区。每个诊疗区之间既是独立的,又是相互交叉联络的,因为脊神经与内脏神经之间是相互交融的,所以针灸、水针刀、埋线的纵向治疗时,要靠近上方为准。

一、脑病相关诊疗区（脑病诊疗区）

脑病诊疗区用于诊断治疗脑部疾病及脑部相关疾病。

1. 定位　从上项线两端外至颞乳突外缘线，大约 6cm 处，与 C_3 棘突下缘连线，所构成的倒置三角区，该区为脑神经疾病相关诊疗区（图上 5-1）。

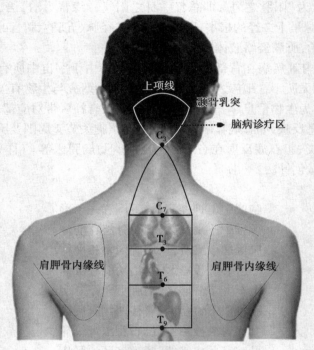

图上 5-1　脑神经疾病相关诊疗区

2. 主治　应用水针刀微创疗法松解枕筋膜及 C_3 以上椎周软组织结节，配合整脊手法纠正脊椎关节错位，治疗脑血管意外后遗症、脑外伤失语症、小脑平衡障碍、颈性头痛、颈性眩晕、颈性耳鸣、颈性三叉神经痛、颈性视力障碍、颈性咽炎、颈性鼻炎等。

3. 水针刀微创疗法　主要沿着：①中枢神经治疗线，相当于棘突线；②脊神经后内侧支治疗线相当于关节突外缘线；③脊神经后外侧支治疗线，相当于竖脊肌外缘线。当水针刀松解后，呈"八"字形或三角形留置脑复康药磁线、中风药磁线或血脉通药磁线。

二、交感疾病相关诊疗区（平衡区）

所谓交感平衡区又称为平衡区，是指位于颈椎中下段的颈交感神经节（星状神经节）所对应的部位，主要是用于诊断和治疗交感性疾病、神经性疾病，内分泌系疾病及内脏疾病。

1. 定位　C_4 棘突上缘至 C_7 棘突下缘，外至竖脊肌外缘线大约 6cm 处的等腰三角区，主要用于诊治颈交感神经相关疾病及颈、肩、臂、手部疾病（C_{6-7} 棘突之间）（图上 5-2）。

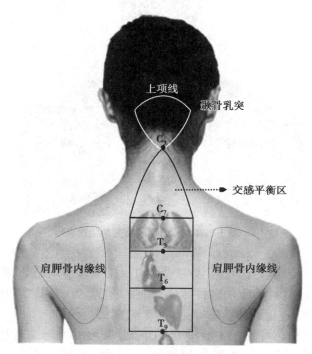

图上 5-2　交感疾病相关诊疗区

2. 主治　应用水针刀微创疗法松解 C_{4-7} 椎周软组织结节，配合整脊手法纠正脊椎关节错位，治疗亚健康综合征、神经官能症，内分泌紊乱，血压不稳、血糖不稳等。

3. 水针刀微创疗法　主要沿着：①中枢神经治疗线；②内脏神经治疗线，进行水针注射四联针，当水针刀松解后，呈"十"字形留置药磁线等。

三、肺病相关诊疗区（肺病诊疗区）

1. 定位　从 C_7 棘突下至 T_3 棘突下，外至竖脊肌外缘肩胛内纵线，大约 6cm 处，两条横线连线构成长方形区，该区为呼吸系统疾病诊疗区（图上 5-3）。

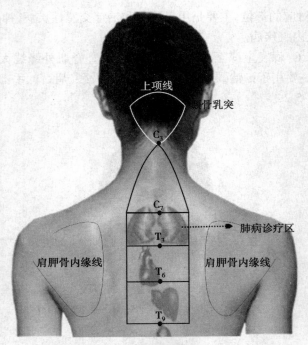

上项线

颞骨乳突

C_3

C_7

T_3 ········➤ 肺病诊疗区

肩胛骨内缘线   肩胛骨内缘线

T_6

T_9

图上 5-3   肺部疾病相关诊治区

2. 主治   应用水针刀微创疗法松解 T_{1-3} 椎周软组织结节,配合整脊手法纠正脊椎关节错位,治疗颈源性哮喘、慢性支气管炎、急慢性哮喘、早期肺气肿、支气管扩张、迁延性肺结核等。

3. 水针刀微创疗法   主要沿着:①内脏神经治疗线;②脊神经后内侧支治疗线;③脊神经后支的外侧支治疗线。进行水针注射慢支四联针、安喘四联针等,当水针刀松解后,呈"八"字形或纵形排线,留置药磁线等。

因而该区应用水针刀微创疗法水针注射,水针刀分离,留置药磁线,治疗肺部疾病,具有确切疗效。

四、心脏疾病相关诊疗区(心病区)

1. 定位   自 T_3 棘突下至 T_6 棘突下,外至竖脊肌外缘线,大约 6cm 处,两条横线的连线,所构成的长方区,为功能性心脏疾病相关诊疗区(图上 5-4)。

2. 主治   应用水针刀微创疗法松解颈交感区左侧及心脏投影区的椎周软组织结节,配合整脊手法纠正脊椎关节错位,治疗脊源性心脏病、心脏神经官能症、功能性心律失常、胸肋部疼痛等。

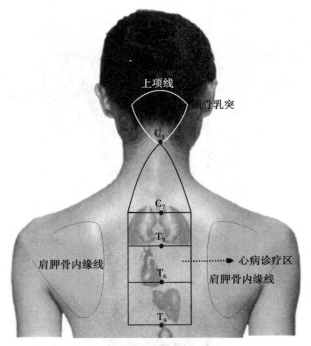

图上 5-4　心脏疾病相关诊疗区

3. 水针刀微创疗法　颈椎下段交感平衡区,左侧后关节囊处,以 C_{5-7} 后关节囊,与 T_{4-6} 后关节囊为主要分离注射区。进行水针注射心平宁四联针等,当水针刀分离后,呈纵形排线,留置心平宁药磁线等。

五、肝胆疾病相关诊疗区(肝胆病区)

1. 定位　从 T_6 棘突下至 T_9 棘突下,外至竖脊肌外缘线,大约 6cm 处长方区,为肝胆疾病相关疾病诊疗区(图上 5-5)。

2. 主治　应用水针刀微创疗法松解 T_{6-9} 椎周软组织结节,配合整脊手法纠正脊椎关节错位,治疗脊源性胆囊炎、慢性胆囊炎、胆石症、胆绞痛及慢性肝炎等。

3. 水针刀微创疗法　沿着右侧内脏神经治疗线,右肩胛下角反射线,进行注射利胆四联针等,当水针刀松解后,呈纵形排线或"十"字形留置利胆药磁线等。主要用于治疗慢性胆囊炎、胆绞痛、慢性肝炎等疾病。

六、胃病相关诊疗区(胃病区)

1. 定位　从 T_9 棘突下至 T_{12} 棘突下,至竖脊肌外缘线,大约 6cm 左右处,两条横线的连线,为胃病相关诊疗区(图上 5-6)。

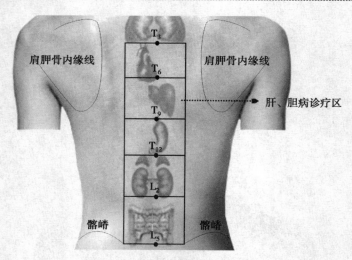

图上 5-5　肝胆疾病相关诊疗区

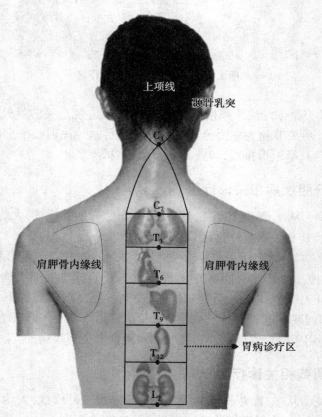

图上 5-6　胃部疾病相关诊疗区

2. 主治 应用水针刀微创疗法松解 T_{9-11} 椎周软组织结节,配合整脊手法纠正脊椎关节错位,治疗脊源性胃脘痛、慢性胃炎、胃溃疡、胃下垂、十二指肠溃疡等。

3. 水针刀微创疗法 沿着:①内脏神经治疗线,相当于胸椎 8、9、10、11后关节囊线;②脊神经后内侧支治疗线,关节突关节外缘线;③竖脊肌外缘线,进行水针注射胃炎四联针,当水针刀松解后,呈纵形排线或"十"字留线法留置溃疡平药磁线等。

七、肾病相关诊疗区（肾病区）

1. 定位 自 T_{12} 棘突上缘至 L_3 棘突上缘,外至竖脊肌外缘线,大约 6cm处的长方区,该区为肾病区(图上 5-7)。

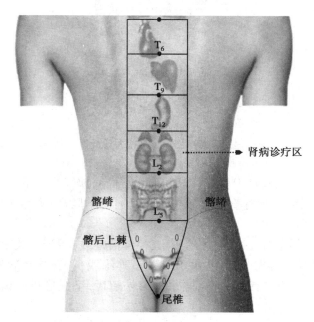

图上 5-7 肾脏疾病相关诊疗区

2. 主治 应用水针刀微创疗法松解 $T_{11} \sim L_2$ 椎周软组织结节,配合整脊手法纠正脊椎关节错位,治疗脊源性排尿异常、肾积水、肾结石、慢性肾盂肾炎,配合生殖区治疗男女生殖性疾病。

3. 水针刀微创疗法 沿着:①患侧肾脏投影区阳性反应区;②脊神经后内侧支治疗线关节突关节外缘线;③脊神经后支的外侧支治疗线。进行水针注射"肾复康"四联针等,当水针刀松解后,呈"十"字形留置肾复康药磁线。

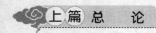
八、肠病相关诊疗区（肠病诊疗区）

1. **定位** 从 L₃ 棘突下到 L₅ 棘突下,至竖脊肌外缘线,大约 6cm 处的长方区,该区为肠道相关诊疗区(图上 5-8)。

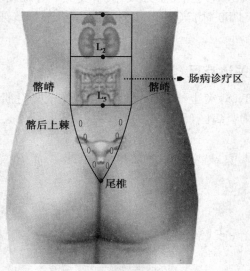

髂嵴   → 肠病诊疗区
髂嵴

髂后上棘

尾椎

图上 5-8　肠道疾病相关诊疗区

2. **主治** 应用水针刀微创疗法松解 L₁₋₃ 椎周软组织结节,配合整脊手法纠正脊椎关节错位,治疗脊源性肠炎、慢性肠炎、结肠炎、肠易激综合征、慢性阑尾炎及腰腿痛等。

3. **水针刀微创疗法** 沿着:①内脏神经治疗线,相当于关节突关节线内缘;②脊神经后内侧支治疗线,关节突关节外缘线;③脊神经后外支治疗线,进行水针注射肠炎灵四联针等,当水针刀松解后,呈纵形排线留置肠炎灵药磁线。

九、生殖疾病相关诊疗区（生殖病区）

1. **定位** 从腰 5 棘突水平线下缘,外至双侧骶髂关节,下至尾骨端的自然骨性倒置三角区(图上 5-9)。

2. **主治** 应用水针刀微创疗法松解肾区及骶髂筋膜软组织结节,配合整脊手法纠正脊椎关节及骶髂关节错位,治疗脊源性生殖病、男性阳痿、性欲低下、不育症、前列腺炎、遗尿症;女性痛经、闭经、不孕症、盆腔炎及肛肠病等。

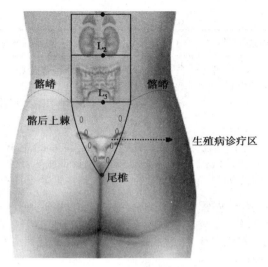

图上 5-9　生殖泌尿疾病相关诊疗区

3. 水针刀微创疗法　沿着：①低级中枢治疗线,相当于骶脊旁线;②骶旁后孔投影线进行水针注射男性病四联针、盆腔炎四联针及痛经灵四联针;当水针刀松解分离骶髂筋膜区、骶尾韧带,呈"八"字形留置肾复康药磁线、妇炎平药磁线及痛经灵药磁线等。

为了便于理解记忆,将脊柱相关疾病九大系统诊疗区列出简表,供广大读者参考,见下表：

脊柱相关疾病九大系统相关诊疗区简表

相关诊疗区	相应棘突	主要经穴	主要临床症状及诊治
脑病相关诊疗区	上项线枕骨面至C_3棘突下构成的倒置三角区	风池、风府、哑门、定晕、安眠、治脑穴等	头痛、头晕、后枕部疼痛、颈部僵痛、失眠多梦、眼眶胀痛、视力障碍、脑血管意外偏瘫、头面、五官科疾病、失语、耳聋、耳鸣等
交感平衡区	C_3棘突下至双肩胛内缘纵线所构成的三角区	大椎、夹脊、降压、降糖、天元穴等	神经官能症、精神紧张综合征、头晕、失眠、多梦、焦虑症、歇斯底里症、内分泌功能紊乱、高血压、糖尿病、甲状腺功能亢进症、颈性心脏病等
肺部相关诊疗区	C_7棘突至T_3棘突下,外至肩胛骨内缘纵线区构成的长方区	大椎、定喘、大杼、风门、肺俞、肺八华	胸闷、气喘、咳嗽、咯痰、呼吸困难、心慌、过度换气、心悸、心律失常、心动过速或过缓等症状

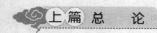
续表

相关诊疗区	相应棘突	主要经穴	主要临床症状及诊治
心脏病相关诊疗区	T_{1-6}棘突下，外至肩胛骨内缘线区构成的长方区	华佗夹脊穴、心俞、厥阴俞、神道穴等	心脏神经官能症、功能性心律失常、肋间神经痛、胸痹症、心悸心慌、心烦易怒、胸口堵闷、功能性心脏病或颈源性心脏病等
肝胆病相关诊疗区	T_{7-9}棘突下，外至肩胛骨内缘线区构成的长方区	膈俞、肝俞、胆俞、肝炎穴、至阳穴	右上腹部胀满，肝区不适，右肩胛区痛，腹部胀痛，食欲不振，厌食、乏力、急慢性胆囊炎、胆石症、慢性肝炎等
胃病相关诊疗区	T_9棘突上至T_{11}棘突下，外至肩胛骨内缘线纵线区构成的长方区	脾俞、胃俞、三焦俞、胃仓、胃下垂穴	上腹部饱满，胀痛、胃脘部不适、恶心、呕吐、泛酸、嗳气、胃炎、贲门炎、胃溃疡、十二指肠溃疡等
肾病相关诊疗区	T_{11}棘突下至L_2棘突下，外至肩胛骨内缘纵线区所构成的长方区	肾俞、命门治疗点	肾区隐痛、输尿管牵射痛、尿急、尿频、尿痛、排尿困难等、肾积水、结石症、慢性肾盂肾炎等
肠病相关诊疗区	L_2棘突下至L_5棘突下，外至肩胛骨内缘线区构成的长方区	气海穴、大肠俞、腰阳关、腰台外穴	腹痛、腹泻、便秘、下腹部胀满、慢性肠炎、结肠炎、慢性阑尾炎等
生殖病相关诊疗区	L_5棘突下至尾椎，外至骶髂关节构成的骨性三角区	八髎穴、胞肓、白环俞、会阳、长强穴等	阳痿、性欲低下、前列腺炎，痛经、闭经、不孕症、盆腔炎、肛肠病

第三节　背部九大诊疗区神经治疗线的分布

　　脊柱区带九大诊疗区的划分，是横向的节段划分，通常运用水针刀、针刀、针灸或手法诊治内脏疾病时，可灵活地运用九大诊疗区；在临床实践中，通过大量的尸体解剖及临床总结、在脊柱区带，创立出几条神经线的分布投影线路，运用水针刀微创疗法治疗脊柱相关疾病及临床疑难病，通常沿着这几条神经投影线路进行纵向治疗，这几条神经投影线路与传统经穴有一定的出入，它是实实在在的神经投影线，而不是抽象的经络线，因而将几条纵线确定为神经治疗线（图上 5-10）。

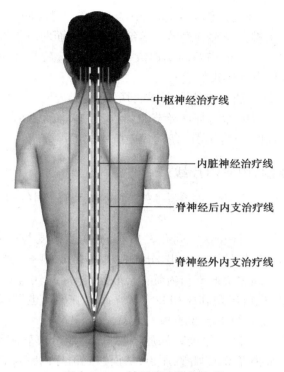

中枢神经治疗线

内脏神经治疗线

脊神经后内支治疗线

脊神经外内支治疗线

图上 5-10　神经治疗线的分布

一、低级中枢治疗线

1. 定位　位于棘突线的后正中线,至寰枕关节下(风府穴),下至尾骨尖端,贯穿整个脊柱为脊髓的外在投影线,为低级中枢治疗线。

2. 局部解剖　该线为脊髓的外在投影线,作为治疗中枢性疾病的低级中枢治疗线。脊髓为人体中枢神经上通下达的传导通路,联络全身内脏及四肢百骸,31 对脊神经分别从脊髓侧角发出,通过交通支与交感神经节相连,支配内脏,传统经穴的督脉线为针灸治疗内脏病的主干,当脊柱小关节错位,椎周软组织损伤时,可累及脊髓周围的神经支,出现脊柱相关性病症。

3. 水针刀微创疗法　在该治疗线上由皮层至棘上韧带逐层切开,逐层分离,水针注药,留置药磁线,磁线只留在肌筋膜层,在低级中枢治疗线注射分离留置药磁线,主治脑部病变、脑部相关疾病、神经系统疾病。

二、内脏神经治疗线

1. 定位　内脏神经治疗线位于棘突根部两侧,关节突关节内缘与脊髓的联络线,距后中线 1.5 ~ 2cm。

65

2. 局部解剖　棘突两侧方的小关节囊,其前方对应的是椎前筋膜,椎前筋膜上方附着的是椎旁交感神经节。该线为脊髓背面两侧与椎旁交感神经节的后内侧线交接处。它们借节间支连成交感神经干,后关节囊线是交感神经干与脊神经的连接点在体表的投影。

3. 水针刀微创疗法　由浅入深逐层切开、逐层分离,直达后关节囊,水针刀分离后关节囊可以解除内脏神经节的刺激、压迫,从而达到治疗内脏疾病的目的。该线在脊柱区带作为第一条治疗内脏疾病的治疗线。

三、脊神经后内支治疗线

1. 定位　脊神经后内支线在小关节囊外侧,竖脊肌中内 1/3 处穿出,距后中线 3cm 左右。

2. 局部解剖　脊神经从椎间孔发出后,分为后内支与后外支,后内支从横突根部的乳副突韧带的下方穿出,分布在横突背面,棘突两侧的竖脊肌筋膜层。脊神经后内支通过交通支与内脏神经联络,当局部软组织损伤,刺激压迫脊神经后内支时,也可出现临床相关症状。而内脏疾病也可以沿此线在脊柱区带传导反射,出现软组织改变的相关征象。

3. 水针刀微创疗法　由浅入深逐层切开、逐层分离软组织结节,解除脊神经后内支及内脏神经节的刺激、压迫,从而达到治疗内脏疾病的目的为脊柱区带治疗内脏病的第二条治疗线。

四、脊神经后外支治疗线

1. 定位　该线距后中线 5.5cm 左右,是脊神经后外支突出竖脊肌外缘肌筋膜层的外在投影线。该线相当于膀胱经外线,为治疗内脏疾病的第三道治疗线,主要治疗内脏疾病。

2. 局部解剖　脊神经后外支从竖脊肌外侧方,髂肋肌肌筋膜层穿出,分布在脊柱区带的外侧方,主管皮肤的感觉。后外支与后内支通过交通支与内脏神经节联络,因此,当局部软组织损伤引起后外支受刺激压迫时,可引起脊柱相关性疾病。

3. 水针刀微创疗法　由浅入深逐层切开、逐层分离软组织结节,解除脊神经后外支及内脏神经的刺激、压迫,从而达到治疗内脏疾病的目的。

综上所述,人体背部的经络线是治疗内脏疾病及脊柱相关疾病的治疗线,水针刀微创疗法,以在背部九大相关疾病诊疗区为治疗区,以脊髓后正中投影线为中枢神经治疗线、椎旁交感神经节线为内脏神经治疗线、脊神经后内侧支线与脊神经后外侧支线四条纵线为治疗线,以阳性反应点为治疗点;以胸、腹部内脏的体表投影区为前面对应治疗区;以四肢的特殊治疗点为辅助治疗点,进行综合治疗。

第四节　头颈、胸腹部九大对应诊疗区划分

人体脊柱区带九大诊疗区在人体头颈部、胸腹部的内脏解剖对应部位是内脏疾病规律性的反射部位,也是内脏疾病的诊断治疗部位,即胸腹部九大对应诊疗区。

一、脑病对应诊疗区

1. 定位　于头顶部帽状腱膜中点,前后左右约6cm区域,该区分布传统腧穴:百会、四神聪穴,该区对应大脑功能部位为顶部感觉区。又称为百会神聪区。

2. 水针刀微创疗法　通常应用水针注射、水针刀分离术或留置药磁线,该区采用"十字"留线法,平刺进针,水针刀分离层次在帽状腱膜层(图上5-11)。

二、交感病对应诊疗区

1. 定位　位于颈前三角区的筋膜区内。上至喉结节水平线,下至胸锁关节中点,外至胸锁乳突肌前缘,构成的倒置三角区(图上5-12)。

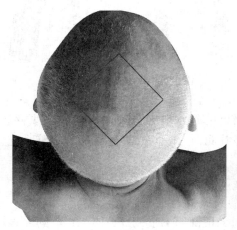

图上 5-11　脑病对应诊疗区

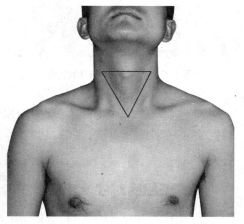

图上 5-12　交感病对应诊疗区

2. 水针刀微创疗法　通常应用水针注射或水针刀分离术,该区为颈前三角区,一般不在此区留置药磁线。主治:神经官能症、顽固性失眠、慢性咽炎、

癫痫、歇斯底里症及全身各系统神经性疾病。

三、肺病对应诊疗区

1. 定位　位于胸前筋膜区中上段,上至胸锁关节中点水平线旁6cm,下至两乳头内缘所构成的正方区。该区深在解剖组织对应肺门处,其后方与背部的肺部诊疗区相对应(图上5-13)。

2. 水针刀微创疗法　通常应用水针注射、水针刀分离或留置药磁线,在该区主要用于治疗慢性支气管炎、哮喘、迁延性肺结核、轻度肺气肿等呼吸系统疾病。

四、心病对应诊疗区

1. 定位　于胸前筋膜区中下段,两乳头内纵线至剑突根部水平线,以左侧为治疗区。该区与背部的心脏疾病诊疗区相对应,深在结构为心尖部(图上5-14)。

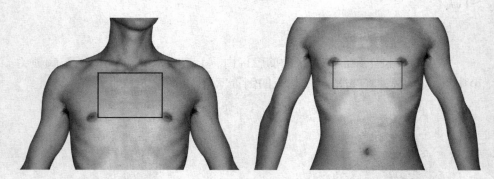

图上 5-13　肺病对应诊疗区　　　　　图上 5-14　心病对应诊疗区

2. 水针刀微创疗法　通常应用水针注射、水针刀分离或留置药磁线,在该区主要用扇形分离法,主治:功能性心脏病,心律不齐,类冠心病等心脏系统疾病。

五、肝胆病对应诊疗区

1. 定位　位于右胸肋筋膜区,由剑突根部至右肋弓下缘尖端,至剑突根上下6cm斜形带状区。右肋弓中点为治疗点即墨菲氏点。该区与背部肝胆病诊疗区相对应,其深在结构为肝脏及胆囊(图上5-15)。

2. 水针刀微创疗法　通常应用水针注射、水针刀分离或留置药磁线,该区应用水针刀扇形分离法,主要治疗慢性肝炎、胆囊炎、胆石症等肝胆系统疾病。

六、胃病对应诊疗区

1. 定位 位于腹前筋膜区上段,由剑突根部与肚脐连线间,外至腹直肌外缘的 6cm 左右区域构成。该区与背部胃病诊疗区相对应,其深在结构为食管、贲门部及胃的中上部(图上 5-16)。

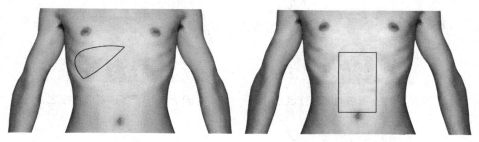

图上 5-15 肝胆病对应诊疗区　　　　图上 5-16 胃病对应诊疗区

2. 水针刀微创疗法 通常应用水针注射、水针刀分离或留置药磁线,采用扇形分离法,治疗食管炎、贲门炎、胃炎、胃、十二指肠溃疡,中下段主要用于治疗胃下垂等多种胃部疾病。

七、肾病对应诊疗区

1. 定位 位于腹外筋膜区与腰肋筋膜区交汇处,由肋脊角前下方,腹股沟区后上方,大约 6cm 左右的斜形带状区构成。通常肾、输尿管病变时,可反射在该区。与背部肾脏疾病诊疗区相对应(图上 5-17)。

2. 水针刀微创疗法 通常应用水针注射、水针刀分离或留置药磁线,在该区主要治疗慢性肾炎、肾及输尿管结石等肾脏及输尿管疾病。

八、肠病对应诊疗区

1. 定位 位于腹外筋膜区中下段,由肚脐与髂前上棘上 3cm 连线中内三分之一处上下左右 6cm 的区域内。该区与背部肠道疾病诊疗区相对应,其内在结构为升结肠、降结肠(图上 5-18)。

2. 水针刀微创疗法 通常应用水针注射、水针刀分离或留置药磁线,该区应用水针刀扇形分离法,主要治疗慢性肠炎、结肠炎、慢性阑尾炎等肠道系统疾病。

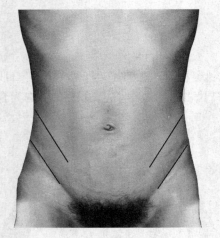

图上 5-17　肾病对应诊疗区

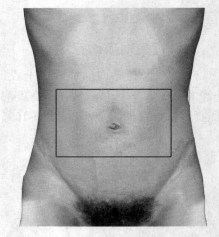

图上 5-18　肠病对应诊疗区

九、生殖病对应诊疗区

1. 定位　位于腹前筋膜区下段,即下腹部,由肚脐与耻骨结节之间,外至腹股沟区的倒置三角区。一般中轴线为治疗区。该区与背部生殖病诊疗区相对应,其内深在分布有男女内生殖器官(图上 5-19)。

2. 水针刀微创疗法　通常应用水针注射、水针刀分离或留置药磁线,该区应用水针刀扇形分离法,主

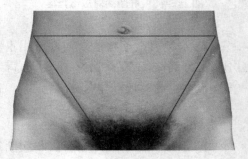

图上 5-19　生殖病对应诊疗区

要用于治疗男性前列腺炎、男性性功能障碍、女性骶源性盆腔综合征、痛经、闭经、不孕症等男女性生殖性疾病。

第五节　四肢疾病辅助治疗点

水针刀微创疗法,通常治疗原则以脊柱区带脊柱相关疾病九大诊疗区为主要治疗区;以胸、腹部筋膜内脏疾病对应治疗区为辅助治疗区;在四肢治疗疾病时,不是沿着传统经穴去寻找治疗点,因为许多传统经穴正是血管神经束投影点,这些穴位只可以针灸,而不能用针刀留线,否则易损伤血管神经束,所以我们运用水针刀微创疗法在四肢治疗时,选用以下几个治疗点,作为治疗脊柱相关病的常规辅助点。

一、肺病治疗点

1. 定位 位于肱桡肌肌腹中点外侧,肱二头肌腱的后外方,即屈肘 90° 时,肘横纹尽头外 1.5cm 处,曲池穴外 1.5cm 处,又称外曲池穴。

2. 主治 颈源性哮喘、急慢性哮喘、慢性支气管炎、早期肺气肿、支气管扩张、迁延性肺结核等,能有效解除胸闷、气喘、咳嗽、呼吸困难、过度换气等临床综合征。

二、心病治疗点

1. 定位 位于尺桡间隙中下 1/3 处,桡侧腕屈肌与尺侧腕屈肌之间,掌长肌腱的外侧方。内关穴上 3cm 处,又称上内关。

2. 主治 颈源性心脏病、心脏神经官能症、功能性心律失常、胸肋部疼痛,胸闷、心悸心慌,心动过速或过缓等。

三、胃肠病治疗点

1. 定位 位于胫腓骨间隙中上段,胫前血管丛的外侧。足三里下 3cm 处,又称下三里穴。

2. 主治 脊源性胃脘痛、慢性胃炎、贲门炎、胃溃疡、十二指肠溃疡、胃下垂等。

四、肝胆病治疗点

1. 定位 位于胫腓骨的间隙上段,腓前肌群下方,腓总神经内上方。位于胆囊穴与阳陵泉之间,即肝胆病治疗点。

2. 主治 脊源性胆囊炎、慢性胆囊炎、胆石症、胆绞痛及慢性肝炎等,有效治疗肝胆区不适、腹部胀满、恶心呕吐、食欲不振、右肋及右肩胛区疼痛等临床综合征。

五、生殖泌尿病治疗点

1. 定位 位于小腿三头肌腱与肌腹移行处,胫腓骨中下 1/3 处内缘。在三阴交上 3cm 处,又称上三阴交穴。

2. 主治 脊源性生殖病、男性阳痿、性欲低下、不育症、前列腺炎、遗尿症;女性痛经、闭经、不孕症、盆腔炎;泌尿系疾病如:肾积水、肾结石、慢性肾盂肾炎等。

第六节 留置药磁线的方法

1. 单行穿针引线法 本法适用于中枢神经线治疗疾病时所运用留线的方法,一般由下向上平行留置一条线。

2. "十"字留线法 本法适用于脊柱区带内脏病变反应处,所运用留线的方法。本法先纵行留置一条线,然后再横行留置一条线,纵行较长一般 5cm,横行较短一般 3cm。

3. "八"字留线法 本法适用于颈椎下段或肋骨下缘、肩胛骨下角等部位治疗疾病所运用的留线方法。

4. "▽"形留线法 用于寰枕关节后方筋膜区的脑病诊疗区或骶髂筋膜区的生殖病区,治疗疾病所运用的留线方法。

5. 环形辐射留线法 用于腹前筋膜区的胃病对应治疗区或生殖病对应诊疗区,治疗疾病所运用的方法。

6. "#"字留线法 用于脊柱区带背部筋膜区,内脏疾病反射区治疗疾病所运用的方法。

7. 纵行排线法 本法是在脊柱区带九大诊疗区,沿着内脏神经治疗线治疗疾病所运用的方法。

8. 横行排线法 用于腹前筋膜区,内脏疾病对应治疗区,治疗疾病所运用的方法。

9. 垂直留线法 用于四肢内脏疾病辅助治疗点治疗疾病所运用的方法。

第七节 操 作 要 领

十六字操作要领

一、躯干部操作要领

1. 斜行进针 所谓斜行进针是指留线水针刀进针刀时,针刀角度与皮肤夹角成 45° 直达肌筋膜层。

2. 平刺注药 所谓平刺注药是指留线水针刀达肌筋膜层后,注一定量的药物后,再平推进针 1～5cm,注射所需药物。

3. 旋转分离 本针法与扇形分离法都是复合针法。所谓旋转分离是指注射药物后,应用水针刀的松解作用,在九大诊疗区神经治疗线或对应区病变结节上,旋转针刀,充分扇形分离,以解除神经的卡压。

4. 退留药线 所谓退留药线是指针刀剥离后,要边退针体,边推药磁线,使药线充分舒展在治疗部位。

二、四肢部操作要领

1. 垂直进针　所谓垂直进针是指针刀角度与皮肤夹角成 90°,快速进针刀,直达肌筋膜下层。

2. 回抽注药　所谓回抽注药是指针刀达到所治疗的部位后,要回抽检测,看有无回血,防止将药磁线留置在血管内,引起出血不止。

3. 纵行分离　所谓纵行分离是指针刀注药后要沿着血管平行方向,纵行分离数针,松解肌筋膜结节。

4. 退留药线　所谓退留药线是指纵行分离后,提起针体,推注药磁线。

第八节　操 作 方 法

一、操作前的准备

1. 常规消毒　局部皮肤用络合碘消毒后,以 75% 乙醇棉球脱碘。水针刀微创疗法针具、无菌洞巾、手套等所需器械应进行高压灭菌消毒。术时戴无菌手套,铺无菌洞巾。

2. 常用器械准备　大中号不锈钢盒或铝制盒,内装留线水针刀一套,止血钳一把,镊子、剪刀各一把,备用。

3. 药磁线准备　根据不同疾病选用不同型号、不同长度的药磁线。

4. 术前准备　先将药磁线准备好,并严格消毒,在所选择的治疗点用龙胆紫做标记,然后用络合碘消毒。戴无菌手套,铺无菌洞巾。取留线水针刀一支、无齿小镊一把、直手术剪一把,抽取与疾病相适应的治疗四联针,同时备有创可贴数张。

二、基本操作方法

1. 基本操作方法　取一留置药磁线的水针刀,在脊柱区带九大疾病相关疾病诊疗区的治疗点,针体与治疗点成 45° 角刺入,进针达肌筋膜层,停止进针刀,先注射四联针剂,然后进行针刀分离,当刀下有松动感觉时,然后再退针刀,边退边推针蕊,使药磁线完全进入肌筋膜层,术毕用棉球压迫针孔片刻,贴创可贴。

2. 药磁线留置后的局部处理　药磁线留置完毕拔出留线水针刀,局部可用乙醇棉球压迫片刻,以防止出血。然后创可贴贴敷,防止感染。头部、腿部因毛发而无法贴敷,可在施术部剪去毛发以免感染,或拔针后再用络合碘棉球消毒,压迫片刻,同时嘱患者两天内不可洗头。

3. 水针刀微创疗法疗程　疗程规定是根据疾病的性质程度而决定的,一般患者每 1~2 周植入 1 次药磁线,1~5 次为 1 个疗程,1 个疗程完毕后,可间隔休息 10~20 日,再行第 2 个疗程。某些疾病,如慢性支气管炎、慢性胃炎,临床只需本疗法治疗 1 次或 2~3 次即可治愈,每 1 个疗程根据病情发展情况适当更换调整治疗点,以利于疾病的治疗。

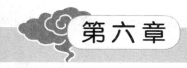

第六章

用药原则与常用药物

第一节 用药原则

一、药物选择

应具备如下条件：①易吸收且无毒、副作用；②选择相应药物治疗相应疾病。

二、用药原则

1. 可供肌肉注射的药物，大部分可作小剂量的水针刀注射用药，适应于药物本身适应的各种病症；注入药物后对穴位有持续的刺激作用。

2. 用药剂量上，一般四肢及腰背部肌肉丰厚处用量较大；刺激性较小的药物用量较大；刺激性较大的药物用量较小；年老体弱者用量较小。

3. 注入药物时应注意有无回血，以避免将药物注入血管，亦不可将药物注入脊髓腔、神经干等。在注射过程中如出现头晕、心慌、面色苍白、出汗等反应者，应立即出针，按晕针处理。

4. 病灶或局部注射药物，有中西药混用，有西药混用。但应注意其配伍禁忌。中药制剂有单味和复方，其制剂必须符合注射剂的标准。

第二节 常用药物

一、局麻类药

【利多卡因】

功能：局部麻醉药，具有起效快，弥散广，穿透性强，无明显扩张血管作用，安全范围较大,利多卡因的中毒剂量是其安全剂量的 2 倍,在不加肾上腺素时,其最大安全剂量是 200mg。

用途:用于局部麻醉、神经阻滞、星状神经节阻滞、硬膜外阻滞、骶管疗法等。

规格:100mg/5ml。

用法用量:水针刀微创疗法,每次 5 ~ 10ml,一般不超过 1 次 30mg。

【罗哌卡因】

功能:罗哌卡因用于外科手术麻醉和急性疼痛控制。

用法用量:0.5% ~ 1% 用于区域阻滞麻醉和硬膜外麻醉,常用浓度为0.75%,一次最大剂量为 200mg。

二、软组织损伤常用药

【透明质酸酶】

规格:1500U/ 支。

功能:能暂时降低细胞间质黏性,从而使注入药液从局部渗出液或漏出液易于扩散和吸收。

用途:用于皮下注射输液,加速局部麻醉药吸收,治疗脑血管缺血性疾病,促进外伤及手术后水肿或血肿的吸收,促进尿路造影对比剂的吸收等等。

用法用量:水针刀微创疗法,每次 500 ~ 1000U。

注意:本品不能做静脉注射,水溶液不稳定,需临用前配制,感染及肿瘤部位禁用。

【透明质酸钠】

规格:20mg:2ml 支

用途:用于关节腔内注射可覆盖保护关节组织,有抑制疼痛,改善关节挛缩和消肿等功效,是治疗老年变形性膝关节病的良好药物。

作用机制:透明质酸钠是广泛分布动物结缔组织中的一种黏多糖,在关节内作用为关节滑液的主要成分,发挥润滑关节及保护软骨面等重要功能。

用法用量:水针刀微创疗法,1 次 0.2 ~ 0.5ml 缓慢注入关节囊。

注意事项:使用时防止充填过量,本品勿与含洁尔灭的药物接触,以免产生浑浊。若有浑浊停止使用。本品应在遮光、密闭、2 ~ 8℃下保存。

【亚甲蓝】

规格:20mg:2ml/ 支

功能:解毒、止痛、抗肿瘤。

作用机制:大量亚甲蓝进入人体内,血红蛋白被氧化为高铁血红蛋白,亚甲蓝为受氢体,其色素受氢后可使无髓鞘神经纤维着色,从而阻止感觉神经的传导;亚甲蓝参与糖代谢,能促进丙酮的继续氧化,改善神经阻滞作用,从而达到止痛目的。

用途:用于局部止痛,治疗三叉神经痛、癌性疼痛、尿路结石、神经性皮炎等。

注意事项:①本品不宜做蛛网膜下腔及鞘内注射,以免发生截瘫或神经根损害;②肝肾功能不全者慎用。

用法用量:水针刀微创疗法,每次 0.2 ~ 0.5mg。

【胎盘组织液】

主要成分:人胎盘组织经酸水解后的混合物。

功能:能刺激并增强网状内皮系统功能,提高抗体白细胞。

用途:用于治疗虚证、视神经萎缩等。骨伤科应用可消除肌纤维粘连、软化瘢痕组织,具有确切疗效,内含有未提取现有丙种球蛋白。

用法用量:水针刀微创疗法,每次 1 ~ 2ml,每日 1 次,12 次为 1 个疗程或 2 ~ 4ml。

【肌生注射液】

主要成分:红参、麦冬、五味子。

功能:滋补强壮、镇静、镇痛、活血通络。

用途:主要用于各种软组织损伤,各种肌腱炎、颈肩腰腿痛;风湿、类风湿关节炎等。

用法用量:水针刀微创疗法,每次 2 ~ 4ml。

【雪莲注射液】

主要成分:该药主要由中药雪莲内提取所制成的无色透明液体。

功能:除风湿散寒、强筋壮骨、活血通络。

用途:主要用于体质虚弱,各种软组织损伤、腰腿痛、骨质增生、风湿、类风湿关节炎、肌腱炎等。

用法用量:水针刀微创疗法,每次 1 ~ 2ml。

三、糖皮质激素类

【倍他米松注射液】

功能:抗炎、抗过敏。

用途:用于治疗肌肉骨骼和软组织疾病,颈椎病、风湿、类风湿关节炎等。

用法用量:水针刀微创技术,治疗一般 1 ~ 2ml。关节内注射:大关节(膝、髋、肩)1 次 1 ~ 2ml,中等关节(肘、腕、踝)1 次 0.5 ~ 1ml,小关节(足、手、胸)1 次 0.25 ~ 0.5ml。

注意事项:长期较大剂量应用,表现为满月脸、水牛背、向心性肥胖、皮肤菲薄而有紫纹、肌肉萎缩无力、骨质疏松、高血糖、糖尿、高血压、低血钾、女性男性化如多毛、长胡子、闭经、诱发精神病、诱发糖尿病、诱发高血压、诱发胰腺炎;戒断综合征(肌痛、肌强直、关节痛等)。

【曲安奈德】

主要成分:醋酸曲安奈德。

功效主治:适用于关节痛、肩周围炎、腱鞘炎、急性扭伤、慢性腰腿痛等。

用法用量:水针刀微创疗法,一般 2.5～5mg,每日不超过 30mg,每周不超过 75mg。

四、维生素类

【维生素 B_1 注射液】

主要成分:维生素 B_1。

功能:能维持心脏、神经及消化系统的正常功能,促进糖类在人体内的代谢。

用途:用于多发性神经炎、周围神经炎、中枢神经损伤、心肌炎、营养和消化不良的辅助治疗,用于肾或肝功能障碍、甲状腺功能亢进、糖尿病、慢性腹泻,局部注射用于治疗遗精、阳痿等。

用法用量:水针刀微创疗法,每次 50mg 或 100mg。

【维生素 B_{12}】

主要成分:维生素 B_{12}。

功能:参与核蛋白合成、甲基的转换、保持 -SH 基的活性,髓鞘脂蛋白的合成及保持功能的完整性。具有营养神经,减少神经根部的有害刺激,促使局部病灶区水肿及炎症吸收的作用,其色素具有一定的局部麻醉作用,主要与影响钠通道作用有关。

用途:水针刀微创疗法,每次 0.5～2ml。

【维生素 K_3】

功能:在体内可作为氧化剂,具有镇静、镇痛作用。

用途:用于胆绞痛、肾绞痛、支气管哮喘等。

用法用量:水针刀微创疗法,每次 4～8mg。

【醋酸维生素 E 注射液】

主要成分:本品为醋酸维生素 E 的灭菌油溶液,每 1ml 内含 5mg。

功能:抗氧化作用。

用途:用于治疗肌营养不良,肌萎缩性脊髓侧索硬化,水针刀微创疗法,用于治疗颈椎骨质增生型为主的颈椎病、腰腿痛。

用法用量:醋酸维生素 E 1ml 加电兴奋感应电流,强度为 10～20V,水针刀微创疗法,每次 20 ～ 40mg。

【维丁胶性钙】

主要成分:本品为维生素 D_2(骨化醇)油的胶性钙混合的一种乳白色无菌乳浊液。

功能:参与钙磷代谢,促进肠道钙磷吸收,有利于骨骼形成,促进骨基质钙化。

用法用量:水针刀微创疗法,每次 1 ～ 2ml。

五、祛风除湿、通络类

【当归寄生注射液】

主要成分:当归、寄生。

功能:散风活血。

用途:治疗风湿性关节炎。

用法与用量:水针刀微创疗法,每次 1 ～ 4ml,每日或隔日 1 次,每次 3 ～ 4 个穴位。

【威灵仙注射液】

主要成分:威灵仙。

功能:祛风除湿、舒筋通络、缓痛。

用途:用于治疗各种风湿痛、腰肌劳损、急性腰损伤、风湿性关节炎、坐骨神经痛、肥大性脊椎炎、肩周炎等症。

用法用量:水针刀微创疗法,每次 2 ～ 4ml。

【通络注射液】

主要成分:威灵仙。

功能:活血通络。

用途:用于治疗关节炎、腰腿痛。

用法与用量:水针刀微创疗法,每次 2 ～ 4ml。

【正清风痛宁注射液】

主要成分:盐酸青藤碱。

功能:镇痛消炎药。

用途:用于各类急、慢性关节炎及类风湿关节炎。

用法用量:水针刀微创疗法,每次 2 ～ 4ml。

【风湿宁注射液】

主要成分:大风艾、马风松叶、毛麝香。

功能:祛风祛湿、活血散瘀、舒筋止痛。

用途:用于风湿痛、关节炎、跌打伤痛。

用法与用量:水针刀微创疗法,每次 2ml。

【骨宁注射液】

主要成分:多肽或蛋白质。

功能:活血化瘀、消肿止痛。

用途:用于治疗各型骨质增生和骨刺。

用法用量:水针刀微创疗法,每次 4 ~ 6ml。

【天麻素注射液】

主要成分:天麻素。

适应证:用于神经衰弱综合征及血管神经性头痛等症(如偏头痛、三叉神经痛、枕大神经痛等),亦可用于脑外伤性综合征、眩晕症如梅尼埃病、药性眩晕、外伤性眩晕、突发性耳聋、前庭神经元炎、椎基底动脉供血不足等。

规格:2ml:0.2g。

用法用量:水针刀微创疗法,每次 0.2 ~ 0.6mg。

注意:本品易发生过敏,用时慎重。

六、活血化瘀、通经活络类

【脉络宁注射液】

主要成分:玄参、石斛、牛膝、金银花、党参等。

功能:通经活络、活血化瘀。

用途:主要用于脑血管意外后遗症,如脑血栓形成、脑栓塞、血栓性静脉炎、动脉硬化。

用法与用量:水针刀微创疗法,每次 0.5 ~ 1ml。

【复方当归注射液】

主要成分:当归、川芎、红花。

功能:活血化瘀、舒筋通络。

用途:用于各种急、慢性劳损,关节疼痛、外伤性截瘫、小儿麻痹后遗症等。

用法与用量:水针刀微创疗法,每次 2 ~ 4ml。

【复方川芎注射液】

主要成分:川芎、秦艽、苍术。

功能:活血、化瘀、祛痰、行气、镇痛、镇静、通经。

用途:用于治疗头痛眩晕、月经不调、风湿性腰腿痛。

用法与用量:水针刀微创疗法,每次 2 ~ 4ml。

【复方丹参注射液】

主要成分:本品为棕色透明溶液,每 ml 含丹参、降香相当于生药各 1g。

功能:活血化瘀、理气开窍。

用途:穴位注射用于治疗颈椎病。

用法与用量:水针刀微创疗法,每次 2~4ml。

【灯盏花注射液】

主要成分:七叶莲藤叶。

功能:活血通络。

用途:用于治疗瘫痪。

用法与用量:水针刀微创疗法每次 2~4ml。

【复方三七注射液】

主要成分:三七、枸杞子、当归。

功能:活血止痛。

用途:用于治疗风湿性关节炎、慢性腰腿痛、跌打损伤等。

用法与用量:水针刀微创疗法,每次 2~4ml。

【血塞通注射液】

性状与剂型:注射剂 100mg:2ml 每支。

功能:活血祛瘀、通脉活络、具有抑制血小板聚集和增加脑血流量的作用。

用途:用于脑血管病后遗症、血栓性静脉炎、动脉硬化出血等。

用法与用量:水针刀微创疗法,每次 2~4ml。

【伊痛舒注射液】

主要成分:细辛、当归、川芎、羌活、独活、防风、白芷。

功能主治:祛风散寒胜湿,活血祛瘀镇痛。用于多种原因引起的头痛,牙痛,神经痛,风湿病及肌纤维炎,骨关节、胃肠、胆、肾疾患、癌症等引起的疼痛。按中医辨证用药,尤其对寒邪和瘀血所致的痛证有较好的效果。

用法用量:肌内注射或穴位注射,每次 2~4ml,每日 1~2 次,小儿酌减。

七、免疫增强剂

【转移因子注射液】

性状与剂型:粉剂,1 支 3ml。

功能:本品为人体淋巴细胞提取之转移因子冻干制品,具有转移细胞免疫功能的作用。

用途:用于治疗免疫缺陷病、病毒性和霉菌性细胞内感染,如带状疱疹、盘状红斑狼疮、类风湿关节炎、口腔扁平苔藓等症及恶性肿瘤的辅助治疗。

用法与用量:腋下注射每次 0.5~1ml,隔 2~3 日 1 次。

【神经生长因子注射液】

性状与剂型:注射剂 500AU:2ml。

功能用途:可促进神经细胞的生长和分化成熟,促进受损伤的神经纤维再生和神经元突起的再生；提高神经细胞的代谢水平,促进受损伤神经细胞和神经纤维的功能恢复。

【胸腺肽注射液】

性状与剂型:1 支粉针剂 4mg,白色或淡黄色疏松体。

功能:具有促进淋巴细胞成熟,调节和增强人体免疫功能;有显著抗衰老能力、抗病毒、抗肿瘤作用。

用途:用于原发性和继发性免疫缺陷症(包括病毒、霉菌感染和药物引起的免疫功能失调等),癌症放化疗中、术后再生障碍性贫血、白血病、红斑狼疮、风湿、类风湿病、急慢性活动性肝炎、非甲非乙型肝炎、三岁内少儿癫痫、小儿麻痹症、老年性疾病、妇女更年期综合征、支气管哮喘、慢性支气管炎、反复发作的上呼吸道感染、各种变态反应性疾病。

用法与用量:胸骨体注射,每隔 2 日 1 次。

八、镇静类

【安宁注射液】

性状与剂型:本品系由多味中草药提制的灭菌水溶液,每 2ml 相当于生药 7.5g。

功能:安神镇静。

用途:用于治疗精神病的癫狂、痴呆、癫痫等。

用法用量:水针刀微创疗法,每次 1～2ml,每次 3～4 穴,每日 1 次,几组穴位交替使用。

【精神安注射液】

性状与剂型:生首乌 100g、洋金花 100g、当归 100g、青皮 50g、薄荷 50g、槟榔片 50g,每支 2ml,pH 3.5～5.0。

功能:麻醉、行气、活血。

用途:用于治疗精神病。

用法用量:水针刀微创疗法 1ml 开始,逐步增加到 2～3ml,10～20 日为 1个疗程,疗程之间停药 3～5 日。

【复方灵芝注射液】

性状与剂型:灵芝 1000g、胎盘 400g、氯化钠 8.5g、吐温 8～10ml,pH 为 6.5～7.6。本品为浅黄色的透明溶液,每支 2ml,相当于灵芝菌 2g,胎盘 0.8g。

功能:镇静、消炎、止血。

用途:用于治疗神经衰弱、支气管哮喘、老年慢性支气管炎、胃及十二指肠溃疡、肝炎、功能失调性子宫出血、血小板减少性紫癜等。

用法用量:水针刀微创疗法,每次 2～4ml。

九、促进大脑功能恢复药及促进神经生长药

【胞磷胆碱钠】

主要成分:胞磷胆碱钠。

功能:能促进卵磷脂的生物合成,增加脑血流量及氧消耗量,改善脑循环和代谢,对大脑和中枢神经系统受到多种外伤所产生的脑组织代谢障碍和意识障碍有促进苏醒的作用。

用途:急性颅脑外伤和脑手术后意识障碍,对脑中风所致的偏瘫可逐渐恢复四肢的功能,也可用于其他中枢神经系统急性损伤引起的功能和意识障碍,也用于缺血性脑血管病和血管性痴呆。

用法用量:水针刀微创疗法,每次 2～4ml。用 5% 或 10% 葡萄糖注射液稀释后缓缓滴注,每 5～10 日为 1 个疗程;单纯静脉注射:每次 100～200mg。肌内注射:每日 0.1～0.3g,分 1～2 次注射。

【麝香注射液】

主要成分:人工麝香、郁金、广藿香、石菖蒲、冰片、薄荷脑。

功能:豁痰开窍、醒脑安神。用于痰热内闭所致的中风昏迷。

用法用量:水针刀微创疗法,每次 2～4ml。肌内注射,每次 2～4ml,每日 1～2 次。

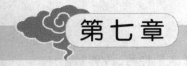

第七章

水针刀微创疗法注意事项、适应证及禁忌证

一、注意事项

1. 严格无菌操作　一次性水针刀开启即可使用;对于可重复使用水针刀针具,要高压灭菌消毒,消毒前要仔细用针芯消除水针刀内的滞留物,针刀术后要用消毒液冲洗,浸泡 3 小时以上。

2. 掌握治疗点处局部血管神经的走行与分布,进针时与血管、神经平行,严格按水针刀危险区划分,严防损伤血管神经。

3. 逐层体会针刀下的感觉,鉴别是病变组织还是正常软组织,在不超过病灶范围,不超过病灶层次的要求下,进行针法松解治疗。

4. 治疗阳性结节时,应在原位按压,不可将阳性结节推到一旁,必须固定后方可进针刀。

5. 对于老弱、小儿初次治疗者,取治疗点宜少而精,要先解除患者顾虑,一旦出现晕针,按一般晕针处理。

二、适应证

1. 脊柱相关性疾病,如:颈源性头痛,颈源性眩晕,颈源性心脏病等。

2. 各种慢性软组织损伤性疾病,如颈型颈椎病、腰肌劳损等。

3. 外伤后遗症、术后综合征,如颈椎术后综合征、腰椎术后综合征等。

4. 各种肌腱炎、筋膜炎、滑囊炎。

5. 神经卡压综合征,如臀上皮神经卡压综合征、梨状肌卡压综合征等。

6. 骨关节增生性疾病、退行性病变,如膝关节骨性关节炎、跟骨骨刺等。

7. 缺血、缺氧性骨关节病变,如股骨头坏死症等。

8. 风湿、类风湿关节炎、强直性脊柱炎、痛风等。

9. 各种神经痛,如枕神经痛、肋间神经痛、坐骨神经痛等。

三、禁忌证

水针刀微创疗法作为一种中医微创技术,有一些原则性的禁忌证,主要有以下几类。

1. 全身感染发热性疾病。

2. 凝血机制不全者,如:血友病、血小板减小症。

3. 施术部位有红、肿、灼热或有深部脓肿。

4. 严重心、脑、肾疾患者。

5. 传染性疾病如骨结核、梅毒等。

6. 体内恶性病变,如骨癌、淋巴瘤等。

骨伤病及脊柱相关病的诊疗

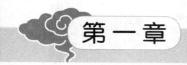

头颈部疾病

第一节　项韧带损伤

项韧带损伤是常见病、高发病,影响正常的工作、生活。多见于长期伏案工作或习惯高枕睡眠者,使项韧带慢性劳损。损伤部位多在枕外隆突下缘附着点,颈 2 棘突,颈 7 棘突项韧带与棘上韧带交点。颈椎中下段活动时,$C_4 \sim C_5$,$C_5 \sim C_6$ 处项韧带的张力最大,当颈部反复的活动,使项韧带受到持续牵拉摩擦损伤,激化粘连,形成软组织结节,导致本病发生。水针刀微创疗法治疗本病,松解韧带结节,注射软损宁、软化硬化组织,具有确切疗效。

【诊断依据】

1. 有长期低头工作或枕高枕的劳损史,或有颈部过度前屈,过度扭转的外伤史。如长时驾驶汽车,长时间操作电脑,昼夜不停地打麻将等。

2. 颈部有酸胀痛的不适症状,有枕项部压迫感,病重者睡眠时亦痛,甚至辗转不安,夜不能寐。

3. 不能较长时间坚持一种姿势,甚至几分钟就要耸肩、摇头以缓解症状。

4. 项韧带分布区或附着点有压痛。头部过屈或后伸引起项部疼痛加重。

5. 部分病人项韧带分布区可扪及痛性结节、硬块,具有压痛,推动时可有轻微弹响。

6. X 线检查项韧带可有钙化,其面积小者呈点状,大者可达数厘米长,颈椎曲度可有改变,合并颈椎病时则可有骨质改变。

【治则治法】活血化瘀,松解结节。

【操作步骤】

1. 水针刀针具　选取扁圆刃水针刀。

2. 松解液配方　利多卡因注射液 2ml,天麻素注射液 2ml,维生素 B_{12} 注射液 1000μg 混合备用。

3. 水针刀针法 用筋膜弹拨分离法。

4. 体位 患者取俯卧位,颈部前屈。

5. 三针法定点 a针:枕外隆突下缘;b针:C_2棘突项韧带附着点;c针:C_7棘突项韧带及棘上韧带的动静交点。

6. 具体操作步骤 按水针刀法"一明二严三选择"的操作规程(图下1-1、图下1-2)。

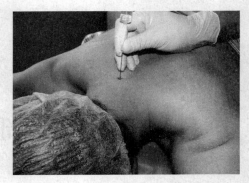

图下 1-1 项韧带损伤进针示意图

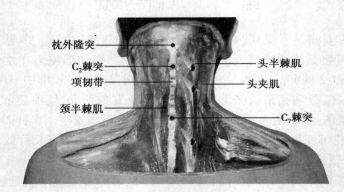

图下 1-2 项韧带损伤微创入路图

a针:枕外隆突下缘,位于枕骨后下方的骨性隆起。局部皮肤常规消毒后,戴无菌手套,铺无菌洞巾,选用扁圆刃水针刀,快速纵行进针,应用筋膜弹拨分离法逐层松解分离筋膜结节,分离3~6针,回抽无回血,每点注入松解液2ml,快速出针,贴创可贴。

b针:C_2棘突项韧带附着点,位于后发际水平线中点。局部皮肤常规消毒后,戴无菌手套,铺无菌洞巾,选用扁圆刃型水针刀,纵行快速进针,逐层松解分离,达C_2棘突后行"八"字分离法分离3~6针,回抽无回血,每点注入松解液1ml,快速出针,贴创可贴。

c针:C_7棘突项韧带及棘上韧带的动静交点。局部皮肤常规消毒后,戴无菌手套,铺无菌洞巾,选用扁圆刃型水针刀,纵行快速进针,逐层松解筋膜结节,达棘突后向两侧松解3~6针,回抽无回血,每点注入松解液2ml,快速出针,贴创可贴。每周2次,2~3次为1个疗程。

后枕部顽固性疼痛者,可选用微型筋骨针在小指关节尺侧筋膜区少溪穴处采用筋膜弹拨分离法治疗。

【注意事项】

在颈2棘突上缘进针时不宜垂直进针过深,防止损伤颈髓。

第二节　后颈部肌筋膜综合征

后颈部肌筋膜综合征,又称颈部肌筋膜炎,是临床颈部疼痛性疾患中最多见的一种痛症。主要特征是:后颈部肌肉慢性痉挛,继而变为僵硬、活动受限。最近认为是脊神经后外侧支受卡压所致。又名风湿性纤维组织炎。常见临床症状有:自觉颈后部僵硬感、紧束感,或有重物压迫之沉重感,使颈部活动后症状逐渐好转,自觉轻松,但疲劳过度或活动后症状反而恶化,同时伴有深在性持续性酸痛、胀痛或钝痛,患者自己能指出感觉最僵硬及疼痛的具体部位。

【诊断依据】

1. 依据病史的临床症状及体征。

2. 在局部可触及皮下深部有硬结,伴有明显压痛。

3. 因受凉或头颈长期处于不协调或强迫姿势后而急性发病。

4. 本病多见于中老年妇女,主要表现为颈后、肩部上方疼痛,有受重压感,压痛较广泛,无局限压痛点,也不向远方放射。

5. X线片一般阳性症状不明显,部分X线片可显示肌硬化症。

【治则治法】活血化瘀,松解结节。

【操作步骤】

1. 水针刀针具　扁圆刃水针刀。

2. 松解液　风湿宁松解液3～6ml。

3. 水针刀针法　筋膜弹拨分离法或骨膜扇形分离法。也可以用巨型筋骨针行筋膜扇形剥离法。

4. 具体操作步骤　按"一明二严三选择"的操作规程,选取:a针后腱弓结节处;b针颈后浅筋膜结节压痛处;c针第7颈椎周围筋膜压痛处选取3个治疗点(图下1-3)。

a针:后腱弓结节处局部皮肤常规消毒后,戴无菌手套,铺无菌洞巾,水针刀针体与颈部纵轴平行,垂直局部皮肤刺入,逐层分离至局部结节处,应用筋膜弹割分离法,松解3～6针,每点注入风湿宁松解液1～2ml,快速出针。

b针:颈后浅筋膜结节压痛处局部皮肤常规消毒后,戴无菌手套,铺无菌洞巾,水针刀针体与颈部纵轴平行,垂直局部皮肤刺入,逐层分离至局部结节处,应用筋膜弹割分离法松解3～6针,每点注入风湿宁松解液1～2ml,快速出针。

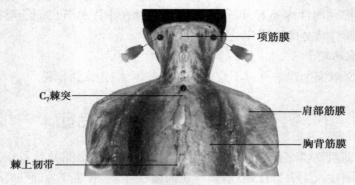

图下 1-3 后颈部肌筋膜综合征微创入路图

c 针：第 7 颈椎周围筋膜压痛处，局部皮肤常规消毒后，戴无菌手套，铺无菌洞巾，水针刀针体与颈部纵轴平行，垂直局部皮肤刺入，逐层分离筋膜结节，然后应用筋膜弹割分离法，松解 3～6 针，每点注入风湿宁松解液 1～2ml，对于病程长，粘连范围广者，注入中浓度三氧 3～5ml，注入后按揉 3～5 分钟以增强"气体剥离"作用，改善病灶的充血水肿与缺氧状态，解除肌痉挛与软组织粘连现象。快速出针，贴创可贴。每周 2 次，2～3 次为 1 个疗程。

【注意事项】

1. 水针刀微创疗法治疗过程中严格无菌操作，避免损伤神经、血管。

2. 术前中药外敷每日 1 次，每次 20～30 分钟。

3. 术后局部中频照射每日 1～2 次，每次 10～15 分钟。

4. 颈部戴领围，去高枕，改变以往不良姿势，防止局部受凉，祛除诱发因素。

第三节 神经根型颈椎病（颈肩臂综合征）

神经根型颈椎病，又称为颈肩臂综合征，是 50 岁以上中老年常见病、多发病，是颈椎综合征中较常见的一种类型，其发病率仅次于颈型。由于颈椎间盘、颈椎钩椎关节或关节突关节增生、肥大的骨刺向侧方突出，刺激或压迫相应水平的神经根，并出现一系列相应节段的神经根刺激或功能障碍的临床表现，其临床症状以颈肩背部疼痛、上肢及手指的放射性疼痛、麻木、无力为主的一系列综合征。

【诊断依据】

1. 当颈 4 神经受累时 患者颈椎中段沉痛，并伴有锁骨上区疼痛。

2. 当颈 5 神经受累时 临床上易误诊为肩周炎。患者颈椎中下段沉痛，伴肩部三角肌区、上臂肱二头肌外侧附近出现疼痛、麻木。

3. 当颈 6 神经受压时　出现桡侧腕屈肌、腕伸肌受累疼痛,同时向大拇指、食指部位放射。

4. 当颈 7 神经受压时　出现中指麻木。

5. 当颈 8 神经受累时　可放射在环指及小指出现疼痛麻木。

6. 当胸 1 神经受累时　可出现前臂尺侧腕屈肌及腕伸肌疼痛。

7. 当胸 2 神经受累时　可引起上臂内侧及冈下肌区疼痛。

【治则治法】筋骨并重,活血化瘀,松解结节。

【操作步骤】

1. 选取松解液　选用 3 号根痛宁松解液。

2. 根三针治疗

a 针:在颈椎 5、6、7 横突后结节。于棘突间旁开 3～5cm 左右,快速纵行进针,由浅入深,逐层切开分离筋膜结节,要边回抽边进针达横突,纵行分离 3～6 针,旋转注药 1～2ml,快速出针,贴创可贴。注意只能纵行分离,不能提插,不能横切。

b 针:冈上中外 1/3 上,取扁圆刃针向外下达冈上,回抽无回血,扇形分离 3～6 针,扇形注药 3～4ml。

c 针:桡骨粗隆。位于外上髁前内下 3～5cm 左右,取扁圆刃针快速纵行进针达筋膜层,应用筋膜弹拨分离法,沿上肢疼痛反射点治疗;晚期麻木期可应用筋经飞挑法,用小号筋骨针沿麻木区飞挑(图下 1-4)。

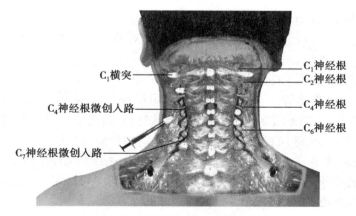

图下 1-4　神经根型颈椎病微创入路图

【注意事项】

1. 治疗过程中,进针方向向上 60° 角,避免损伤血管神经。

2. 治疗过程中,只能单侧进针,不能双侧同时进针,防止阻断交感神经。

3. 治疗过程中,针法以旋转分离法为主,不能提插,不能切割。

4. 术后局部中频照射,每日 1~2 次,每次 10~15 分钟。

第四节　胸锁乳突肌损伤

胸锁乳突肌损伤俗称落枕,临床较为常见。胸锁乳突肌慢性积累性损伤的急性发作,只是落枕中的一种。临床诊断以急性颈项部肌肉痉挛、疼痛、僵硬、板滞和颈部运动功能障碍为主。轻者经 1~2 天休息即自愈;重者颈项、上背疼痛严重,并可向后脑部及肩臂部放射,可延至数周不愈,可能与颈椎病有关。相当于西医学的颈部软组织扭伤。

【诊断依据】

1. 以颈项部肌肉痉挛、僵硬、疼痛为主要症状。

2. 颈部活动明显受限。向患侧活动功能障碍尤为明显,头向患侧倾斜,下颌转向健侧。

3. 患处有肌紧张,明显压痛。

4. 发病一般多在清晨起床后突发性、僵直性颈痛。

根据临床特点及结合病史,诊断并不困难。X 线摄片检查可排除颈椎骨质病变,如结核等。

【治则治法】活血化瘀,松解结节。

【操作步骤】

1. 选取针具　鹰嘴型水针刀。

2. 定点　a 点在胸锁乳突肌胸骨头;b 点在胸锁乳突肌的锁骨头;c 点在颞骨乳突的后下缘。

3. 水针刀针法　筋膜弹割分离法。

4. 具体操作步骤　按“一明二严三选择”操作规程,局部皮肤常规消毒后,戴无菌手套,铺无菌洞巾,选取鹰嘴型水针刀,进针方向与肌纤维平行,斜行快速无痛进针,逐层松解分离筋膜结节,达胸骨头、锁骨头、颞骨乳突骨面后,应用骨膜扇形分离法,松解 3~6 针,快速出针,贴创可贴,每周 2 次。术毕,可给予颈部牵引,同时可配合手法按摩复位,3~5 次为 1 个疗程(图下 1-5)。

【注意事项】

1. 术前中药外敷每日 1 次,每次 20~30 分钟。

2. 术中严格无菌操作,避免损伤神经、血管。

3. 术后局部中频照射,每日 1~2 次,每次 10~15 分钟。

4. 避免寒冷刺激。

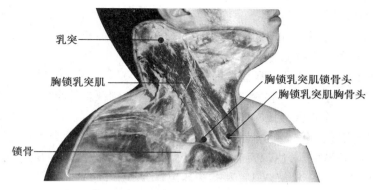

乳突

胸锁乳突肌

胸锁乳突肌锁骨头
胸锁乳突肌胸骨头

锁骨

图下 1-5　胸锁乳突肌损伤微创入路图

5. 在颞骨乳突后下缘进针时,防止进针过深,防止损伤颈动脉孔附近的脑神经及血管。

6. 在胸锁关节进针时,角度不能大于30°,防止损伤颈总动脉及肺尖部。

第五节　头夹肌损伤

头夹肌损伤是临床中常见的疾病,其主要症状为头项僵硬、疼痛、沉重感,有时可伴随眼眶痛。一般医生在临床有时把它诊断为"颈椎病"。但其容易在第7颈椎棘突周围形成一个圆形隆起,长期挑扁担的人容易患此病,故又称"扁担肩"。

头夹肌起始于项韧带的下半部、第7段颈椎的棘突和上面三段或四段胸椎的棘突。肌肉纤维向上和横向,在胸锁乳突肌的覆盖下附着至颞骨的乳突上,且附着至枕骨在上项线外三分之一下方的粗糙面上。头夹肌是由背支C_{1-8}所支配的。

【诊断依据】

1. 有外伤史、伏案劳伤史或受寒湿刺激史。

2. 头项部僵硬疼痛、第7颈椎棘突周围软组织肿胀疼痛或变肥厚。

3. 风池穴上一横指、枕骨上项线部位,压之疼痛或酸胀明显。第7颈椎棘突两侧有明显压痛,并有钝痛感。

4. 抗阻力试验阳性,令患者低头,检查者用手掌压在患者后枕部,让患者尽力抬头后仰与检查者的手掌压力相对抗,引起项枕部明显不适或疼痛者为阳性。

5. 颈部X线检查可正常。排除颈椎病,颈椎间盘突出症。

【治则治法】活血化瘀,松解结节。

【操作步骤】

1. 水针刀针具　选取扁圆刃水针刀。

2. 松解液　软损宁松解液 4~6ml。

3. 水针刀针法　用筋膜弹割分离法。

4. 三针法定点　a针:颈7棘突;b针、c针:双侧颞骨乳突后缘。

5. 具体操作步骤　按"一明二严三选择"的操作规程。

a针:患者俯卧位,颈7棘突,局部常规消毒后,选用扁圆刃水针刀,快速进针逐层分离筋膜结节,达棘突后向两侧,行筋膜分离法松解 3~6 针,回抽无回血,每点注入软损宁松解液 1~2ml,快速出针,贴创可贴。

b、c针:使后枕部充分暴露,局部常规消毒后,选用扁圆刃水针刀,快速纵行进针,逐层松解分离筋膜结节,达颞骨乳突后缘,应用筋膜弹割分离法,松解 3~6 针,回抽无回血,每点注入软损宁松解液 2ml,快速出针,贴创可贴。每周 2 次,3 次为 1 个疗程(图下 1-6)。

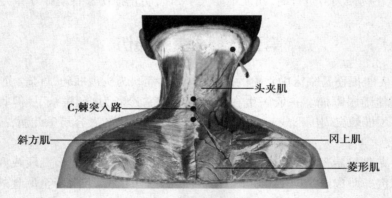

图下 1-6　头夹肌损伤微创入路图

【注意事项】

1. 术前中药外敷每日 1 次,每次 20~30 分钟。

2. 术后局部中频灯照射每日 1~2 次,每次 10~15 分钟。

3. 在颞骨乳突后缘治疗时,进针不宜过深,以免损伤颈静脉孔的神经血管。

第六节　颈椎术后综合征

颈椎术后综合征是由于颈椎间盘突出症手术后,或颈椎外伤手术时损伤了局部肌肉、肌腱、韧带,切除了棘突、椎板及小关节突等组织,破坏了脊柱正常结构的完整性,影响了脊柱的动态力学关系,导致脊柱颈椎段失稳,影响腰部正常生理功能,出现的头、颈、肩部疼痛,伴有上肢放射性麻木、疼痛,功能障碍等一系列综合征。

颈椎术后综合征发病机制有以下两个方面。

一方面,本病是因为颈椎手术时切除了椎板、棘突、部分小关节突等,术后部分椎管内、椎管内外、椎板间隙残留着炎性脂肪物质及炎性致痛物质,造成手术后瘢痕粘连,刺激脊神经、交感神经,出现临床症状。

另一方面,颈椎手术时损伤了局部的软组织以及术后瘢痕组织形成,破坏了脊柱正常结构的完整性及脊柱的稳定性,出现颈椎动力学改变,加重棘突偏歪、小关节错位,刺激了脊神经、交感神经节,而引起临床症状。

【诊断依据】

1. 有颈椎手术史。

2. 颈椎术后颈部及背部疼痛、酸胀、麻木不适,可伴有头痛、失眠、视力下降等症状。

3. 颈椎活动范围减小,功能障碍。

4. 寰枕、寰枢间隙外伤术后,寰枕筋膜术后多出现头面部症状,如颈源性头痛、颈源性失眠、颈源性视力障碍等疾病;中颈段外伤术后多出现颈源性咽喉壁综合征;下颈段外伤术后多出现颈源性心脏病。

5. 局部触诊可见患节棘间、棘旁及椎周软组织结节伴压痛,部分术后瘢痕处条索样结节。

6. X线片显示患者棘突可出现融合征,椎体旋转移位,或颈椎生理曲度反弓或侧弯。

【治则治法】筋骨并重,活血化瘀,松解结节。

【操作步骤】

1. 水针刀针具 扁圆刃水针刀。

2. 松解液 软损宁松解液 8~10ml。

3. 水针刀针法 筋膜扇形分离法。

4. 三针法定位 a点:沿棘突两侧方及上下缘;b点:后关节囊内外缘;c点:横突间肌、横突间韧带附着点及椎间孔外口。

5. 具体操作步骤 按"一明二严三选择"的操作规程,令患者呈坐位或俯卧位,腹下垫一薄枕。

a针:棘突两侧方及上下缘点瘢痕结节。局部皮肤常规消毒后,戴无菌手套,铺无菌洞巾,选取中号扁圆刃水针刀,纵行,垂直皮肤快速刺入,逐层松解筋膜结节,达棘突后向两侧方扇形分离 3~6 针,注射软损宁松解液 2ml,快速出针,贴创可贴。

b针:患节后关节囊结节处。选取中号扁圆刃水针刀,进针后,在后关节囊内外缘采用筋膜扇行分离法分离3~6针,注射软损宁松解液1~2ml,快速出针,贴创可贴。

c针:横突间肌、横突间韧带附着点结节点。选取中号扁圆刃水针刀,在横突间肌、横突间韧带附着点采用垂直进针、纵行切割、纵行分离3~6针,注射软损宁松解液1~2ml,快速出针,贴创可贴(图下1-7)。

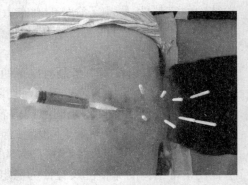

图下 1-7　颈椎术后综合征进针示意图

【注意事项】

1. 术前中药外敷,术后局部中频灯照射每日1~2次,每次10~15分钟。

2. 在棘突间治疗时,进针不宜过深,以免损伤脊髓。

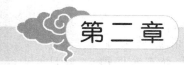

第二章

肩及上肢疾病

第一节　肩　周　炎

肩周炎是肩关节周围软组织,如肌肉、肌腱、韧带、关节囊等退行性、炎症性病变而引起以肩部疼痛及功能受限为特点的病症。本病多发生于 50 岁左右的人,所以又称"五十肩",体力劳动者多见;女性发病率高于男性。其发病多与软组织的长期劳损、外伤、受寒有关。本病属于中医学的"肩凝"、"漏肩风"等范畴。

肩关节周围的肌肉分两层,前面有肱二头肌,其长头在大小结节沟内穿过,止于关节盂上缘;其短头止于喙突。上面有冈上肌,止于肱骨大结节最上方,后上方有冈下肌止于肱骨大结节中部的小面,后方有小圆肌止于肱骨大结节下方。盂下结节为肱三头肌的长头肌腱止点也是小圆肌起点;外层是三角肌,起自锁骨外 1/3 前缘。肩峰尖与其外侧缘及肩胛冈冈嵴,包绕肩关节的上、前、后和外面,向下收缩变窄成一腱,止于肱骨三角肌粗隆,冈上肌、冈下肌、小圆肌与肩胛下肌共同组成腱帽(或称肩袖旋转袖)。

【诊断依据】

1. 起病缓慢,病程 2 个月以上,肩关节疼痛剧烈,多无明显外伤史。

2. 多见于 50 岁左右的女性患者,单侧发病多见。

3. 肩部功能受限,肩关节主动、被动上举,后伸外展、外旋均受限。

4. 病程长者可出现肌肉萎缩、肌力下降等。

5. 肩部压痛明显,多见于喙突、肱骨大结节、小结节、盂下结节、三角肌粗隆等。

6. X 光提示肩周软组织钙化性病灶。

【治则治法】活血化瘀,松解结节。

【操作步骤】

1. 水针刀针具　扁圆刃水针刀。

2. 松解液　软损宁松解液 6～9ml。

3. 治疗部位　肩部三针法定位。a 针:肩前方入路点:喙突骨点。该处位于锁骨的中外三分之一点下缘 2～5cm 处,胸小肌、肱二头肌短头、喙肱肌、喙肩韧带、喙锁韧带附着点。该点主要解除肩关节的外展后背旋后困难。b 针:肩外侧方入路点:肱骨大结节。该处为小圆肌、冈上肌、冈下肌止点。该点主要解除肩关节上举困难。c 针:肩后方入路点:盂下结节。该处为小圆肌起点、肱三头肌止点。该点主要解除肩关节旋前、旋内、向对方扳肩困难。

4. 水针刀针法　筋膜扇形分离法。

5. 具体操作步骤　按水针刀"一明二严三选择"的操作规程,结合 X 线片所示,令患者俯卧于治疗台旁,在患侧肩关节周围寻找到压痛最为明显处及粘连处。皮肤常规消毒后,选择扁圆刃水针刀进行操作。

a 针:水针刀针刃与锁骨平行,快速斜行向外上方进针,逐层松解分离筋膜结节,达喙突,行筋膜扇形分离法,松解 3～6 针,回抽无回血,注射松解液 2ml,快速出针。

b 针:水针刀针刃与上肢纵轴平行,快速斜行向内下方进针,逐层松解分离,达肱骨大结节骨面,退水针刀少许,行筋膜扇形分离法,向内下方松解 3～6 针,回抽无回血,注射松解液 2ml,快速出针。

c 针:水针刀针刃与肩胛冈冈嵴平行,快速垂直进针,逐层松解分离,达盂下结节骨面,退水针刀少许,针刃紧贴盂下结节骨面,向内上方行筋膜扇形分离法,松解 3～6 针,回抽无回血,注射松解液 2ml,快速出针,贴创可贴(图下 2-1)。

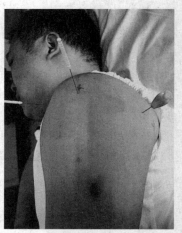

图下 2-1　肩部三针进针示意图

对于病程长,粘连范围广者,选用水针刀注射松解液后,每点注射中浓度三氧 3～5ml,消除局部炎症,改善病灶区的缺氧状态,解除软组织粘连现象。

【注意事项】

1. 术前中药外敷每日 1 次,每次 20～30 分钟。

2. 水针刀微创疗法治疗时,急性期配合三氧注射,提高疗效,防止粘连。

3. 术后配合手法治疗,加大松解力度。

第二节　肩胛上神经卡压症

肩胛上神经卡压症,是指肩胛上神经经过肩胛上切迹时,受卡压引起选择性的冈上肌或冈下肌麻痹、萎缩及肩周疼痛和运动受限的一系列症状。因为该病症状与肩关节周围软组织损伤的症状相类似,临床上多以冈上肌损伤、冈下肌损伤、肩周炎、颈椎病等疾病论治,故久治不愈。水针刀微创疗法治疗本病具有确切疗效。

肩胛上神经起于臂丛锁骨上部,为一条混合性周围神经,由第5、6颈神经组成。与伴行的肩胛上血管分别经过肩胛上横韧带的深面和浅面,肩胛上神经运动纤维支配冈上肌和冈下肌,感觉纤维支配肩锁关节和肩关节等。肩胛上横韧带长8～10mm,宽1～2mm,紧紧附着于肩胛上切迹的内外侧角,此韧带坚韧,与肩胛上切迹围成一狭窄的孔,肩胛上神经由此孔穿出。肩胛上神经在越过肩胛骨、冈盂切迹时是人体局部解剖上的弱点,该神经容易损伤的解剖基础,只要肩胛上神经及其分支受到卡压即可产生相应的症状。

【诊断依据】

1. 外伤史或劳损史。

2. 肩外展外旋时,可诱发或加重疼痛。

3. 肩胛骨牵拉试验阳性:令患者把患侧手搭于健侧肩上,并将肘部处于水平位,向健侧牵拉患侧肘部,可刺激卡压的肩胛上神经,诱发患肩疼痛。

4. 动静态触诊,肩胛上切迹压痛或压之严重不适,仔细触诊有时可摸到硬结或硬性索状物。

5. 肩关节 X 线平片无明显异常。

【治则治法】 活血化瘀,松解结节。

【操作步骤】

1. 水针刀针具　扁圆刃水针刀。

2. 松解液　软损宁松解液。

3. 水针刀进针方法　斜行进针法。

4. 具体操作步骤　按"一明二严三选择"的操作规程,取患者坐位,选取肩胛冈中外点为治疗点。皮肤常规消毒,取扁圆刃水针刀,针体与皮肤呈45°角,斜行向肩胛后外侧方进针,逐层松解分离筋膜结节,达韧带后运用筋膜扇形分离法松解3～6针,针下有松动感时,注射松解液2～3ml,注射中度三氧5～10ml,快速出针,贴创可贴(图下2-2)。

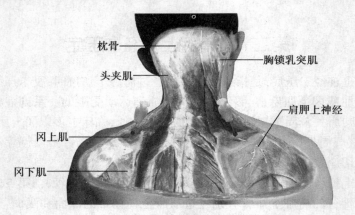

枕骨
头夹肌
胸锁乳突肌
肩胛上神经
冈上肌
冈下肌

图下 2-2   肩胛上神经卡压症微创治疗图

【注意事项】

1. 水针刀治疗时,方向向肩胛冈外侧方,进针松解,避免向肩胛骨前方,防止损伤胸腔。

2. 水针刀进针方向与肩胛上神经、避免反复提插,防止损伤肩胛上动静脉,勿盲目进针。

第三节   肩胛弹响综合征

肩胛弹响综合征是肩关节在活动时出现弹响声或摩擦音,其弹响声多发生在自主活动时,被动活动则无声响,临床上诱发弹响肩的原因很多,其共同特点是:弹响声大而疼痛,功能障碍较轻。因此将这一类病症称为肩胛弹响综合征或肩胛骨弹响症。

肩胛骨为不规则三角形扁骨,其内缘借肩胛提肌、菱形肌与斜方肌附于颈椎和胸椎,前面膈前锯肌与胸壁相连,在肩胛胸壁间隙中有 2 个滑膜囊,即前锯肌内滑囊和前锯肌下滑囊,前者位于前锯肌深面肩胛骨内下角处,后者位于前锯肌和胸廓外上部之间蜂窝组织中,另外在肩胛骨内面下部有一骨嵴和有强大的肩胛下肌附着。

【诊断依据】

1. 肩胛弹响综合征的临床诊断,特点是肩胛部活动时发出沙沙或嘎嘎声,疼痛不明显,活动轻度受限或不受限,自主活动时弹响明显,被动活动时无弹响或弹响较轻。

2. 因骨性因素引起肩胛弹响,临床上多可触及骨性畸形,主动活动时弹响声较大,局部按压的多无明显疼痛,软组织引起的弹响声音较小,呈咯噔声响,局部触诊在肩胛骨周缘有时可触到条索状物,按压肩胛骨或周围肌肉时,局部出现酸困不适,有轻度压痛或放射痛。

3. X 线检查主要为确定有无骨性畸形,特别是侧位面,可发现有无肩胛骨前突畸形,软骨结节或肩胛骨病变,若有肩胛下滑囊或肩胛下肌起点的钙化,X 线片有时亦可有所发现。

【治则治法】活血化瘀,松解结节。

【操作步骤】

1. 水针刀针具 扁圆刃水针刀。

2. 松解液 软损宁松解液 3~5ml。

3. 水针刀治疗点 肩胛骨内侧缘阳性结节处及压痛点。

4. 水针刀针法 筋膜扇形分离法。

5. 具体操作步骤 按"一明二严三选择"操作规程,结合 X 线片所示,令患者坐位或俯卧位,在肩胛骨内上角内侧缘,选取 3 针治疗点,皮肤常规消毒后,斜行快速进针达皮下,逐层松解筋膜结节 3~6 针,针下有松动感,回抽注射软损宁松解液 1~2ml,对于病程长、局部响声明显的病人,每点注射中浓度三氧 3~5ml,快速出针后,贴创可贴(图下 2-3)。

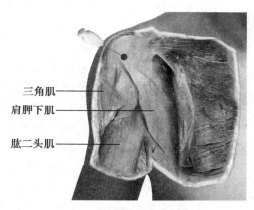

三角肌
肩胛下肌
肱二头肌

图下 2-3 肩胛下肌微创入路图

【注意事项】

1. 术前中药外敷,术后局部中频照射每日 1~2 次,每次 10~15 分钟。

2. 术中严格无菌操作,避免损伤神经、血管。

3. 避免寒冷刺激。

第四节 冈上肌损伤

冈上肌损伤多发于中年体力劳动者,有肩部劳损及外伤史,或感受风寒湿邪。肩外侧肱骨大结节处有明显压痛,或肩峰下压痛。疼痛弧是本病的特点,即在肩外展 60°~120° 时疼痛加重,不到 60° 或超过 120° 时疼痛消失;慢性损伤者,起病缓慢,但在着凉或外伤后疼痛加剧,疼痛可放射到颈项;病程越久,治疗效果越明显。

冈上肌起始于肩胛骨的冈上窝,肌腱在喙突肩峰韧带及肩峰下滑囊下面、肩关节囊上面的狭小间隙通过,止于肱骨大结节上部。冈上肌肌腱相当于成人中指的宽度。该肌受肩胛上神经支配,其作用是上臂外展时的起动。

【诊断依据】

1. 有急性外伤史或慢性陈旧性损伤史。多发于 50 岁左右体力劳动者。

2. 肩上部和肩外侧疼痛者居多。

3. 肩关节上举、外展时活动受限;主动外展时症状加重,向其他方向做动作时,均不受影响。

4. 肱骨大结节、肩峰下有压痛。大多数患者伴有硬性结节。

5. 肩外展 60°～120° 时疼痛加重,不到 60° 或超过 120° 时疼痛消失。

6. X 线片检查偶见冈上肌肌腱钙化,骨质疏松,为组织变性后的一种晚期变化。

【治则治法】 活血化瘀,松解结节。

【操作步骤】

1. 水针刀针具 扁圆刃水针刀。

2. 松解液 软损宁松解液 3～6ml。

3. 水针刀针法 筋膜弹割分离法。

4. 水针刀微创疗法定位 a 点:位于冈上肌的止点,肱骨大结节压痛点处;b 点:位于冈上肌的起点,冈上窝下方压痛点处;c 点:肩峰前缘与肱骨大结节之间的压痛点。

5. 具体操作步骤 按"一明二严三选择"的规程,令患者坐位,常规消毒后进行操作。

a 针:水针刀快速进针达筋膜层、应用筋膜弹割分离法,逐层松解筋膜结节 3～6 针,注入 1～2ml 松解液。

b 针:水针刀快速斜行进针达筋膜层,应用筋膜弹割分离法,逐层松解筋膜结节分离 3～6 针,注入 1～2ml 松解液。

c 针:水针刀快速斜行进针达筋膜层,应用筋膜弹割分离法,逐层松解筋膜结节 3～6 针,注入 1～2ml 松解液(图下 2-4)。

对于病程长,粘连范围广者,用加压冲击注射法注入 10～30ml 三氧,然后按揉 3～5 分钟以增强"气体剥离"术效果,改善病灶的充血水肿与缺氧状态,解除肌痉挛与软组织粘连现象。术毕,贴创可贴,每周 2 次,3～5 次为 1 个疗程。

【注意事项】

1. 术前中药外敷,术后局部中频照射每日 1～2 次,每次 10～15 分钟。

2. 水针刀在冈上窝进针时,禁止垂直进针,避免造成气胸。

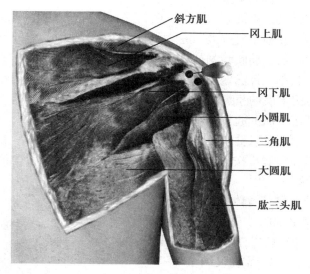

斜方肌

冈上肌

冈下肌

小圆肌

三角肌

大圆肌

肱三头肌

图下 2-4　冈上肌损伤微创入路图

第五节　冈下肌损伤

　　冈下肌损伤是软组织损伤病中的常见病、高发病。多由上肢过度的外展内旋,前伸内收动作而损伤,也可因寒冷引起。单纯冈下肌损伤者,多无肩关节活动障碍。

　　冈下肌为肩带肌,位于冈下窝及肩后部,起始于肩胛骨冈下窝及肩部筋膜,经肩关节后方,止于肱骨大结节中部,形似三角形。其内上方为斜方肌覆盖,外下方为小圆肌、大圆肌和部分背阔肌覆盖。该肌受肩胛上神经支配,其作用为内收上臂和外旋肩关节,使上臂外旋。

【诊断依据】

　　1. 初期疼痛症状较重。在冈下窝或肱骨大结节处多有电击样疼痛或胀痛,累及肩峰的前方。上肢不敢自由活动,损伤日久,冈下窝有麻木感,痛觉减退。

　　2. 冈下肌起、止处有压痛,在冈下窝的压痛面积较大。

　　3. 患肢上肢自主内收、外旋时,引起疼痛加剧,不能完成动作。

　　4. 冈下窝可触及条索状硬块,压痛明显。

　　5. X线检查无异常显示。

【治则治法】活血化瘀,松解结节。

【操作步骤】

　　治疗原则:松解粘连、瘢痕组织,恢复动静态平衡。注入消炎松解液及三氧,消除炎症、改善局部缺氧状态,促进功能恢复。

1. 水针刀针具　扁圆刃水针刀。

2. 松解液　软损宁松解液 10ml。

3. 水针刀针法　筋膜弹割分离法。

4. 水针刀微创三针法定点定位

a 点：位于冈下肌的止点，肱骨大结节压痛点处。

b 点：位于冈下肌的起点，冈下窝压痛点处。

c 点：位于冈下肌肌腱滑囊处的压痛点。

5. 具体操作步骤　按"一明二严三选择"的规程，令患者坐位，暴露肩部，皮肤常规消毒后。

a 针：进针方向与身体纵轴平行，与局部皮肤垂直呈 90°，水针刀快速透过皮层、脂肪层达筋膜层，应用筋膜弹割分离法，逐层松解分离筋膜结节 3～6针，注入 1～2ml 松解液。

b 针：水针刀斜行进针透过皮层、脂肪层、筋膜层，逐层松解筋膜结节分离 3～6针，注入 1～2ml 松解液。

c 针：水针刀斜行进针透过皮层、脂肪层、筋膜层，逐层松解筋膜结节分离 3～6针，注入 1～2ml 松解液（图下 2-5）。

对于病程长、粘连范围广者，每个治疗点注射松解液后，用加压冲击注射法注入中浓度三氧 5～10ml，然后按揉 3～5 分钟以增强"气体剥离"术效果，改善病灶的充血水肿与缺氧状态，消除局部无菌性炎症。

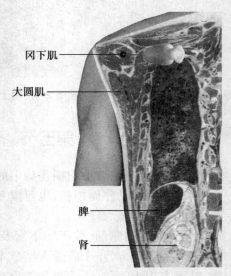

冈下肌

大圆肌

脾

肾

图下 2-5　冈下肌损伤微创入路图

【注意事项】

1. 术前中药外敷每日 1 次，每次 20～30 分钟。

2. 在冈下窝治疗，严格掌握进针的角度与层次，避免误伤胸膜。

第六节　肩峰下滑囊炎

肩峰下滑囊炎是肩部软组织损伤中的常见病，由于肩关节是全身所有关节中活动度最大，劳损和摩擦的机会多，使肩峰下滑囊受到外力的挤压与摩擦，囊壁散在出血，囊腔通道闭锁而形成滑囊腔内静态高压，出现无菌性炎症病变，水针刀微创疗法治疗本病疗效确切。

肩关节周围有许多滑液囊,其中最大的为肩峰下滑囊和三角肌下滑囊。肩峰下滑囊位于盂肱关节上外侧,肩峰的下面,喙肩韧带和三角肌上半部的下方,内、外肩袖之间。该滑液囊有助于两层肩袖之间的相互滑动,可使内肩袖避开坚硬的肩峰及喙肩韧带的挤压与摩擦。

【诊断依据】

1. 有外伤史和劳损史。

2. 在肩峰下滑囊下缘、肩关节下缘有摩擦音或弹响声。

3. 肩关节下缘、三角肌中上部位有轻度隆起,皮肤发亮。肩峰下压痛,严重时整个肩部均有压痛。

4. 患侧上肢主动外展上举,肩部疼痛加重,患肩反弓试验阳性。

【治则治法】活血化瘀,松解结节。

【操作步骤】

1. 水针刀针具　樱枪型水针刀。

2. 选取松解液　二号松解液注解 3～6ml。

3. 进针刀方法　斜行进针刀。

4. 水针刀针法　一点三针通透法。

5. 具体操作　按水针刀微创疗法"一明二严三选择"操作规程,患者端坐位,选取肩峰下缘压痛点为治疗点。局部皮肤常规消毒后,戴无菌手套,铺无菌洞巾,取中号樱枪型水针刀斜行进针,进入肩峰后有悬空感时,回抽若有滑液,抽取完后,然后行一点三针通透法,向前通透松解 3～6 针,注入松解液 2～4ml。同时可注入中浓度三氧 10～15ml,按揉 3～5 分钟。以改善病灶的充血水肿与缺氧状态,解除肌痉挛与软组织粘连现象。术毕,快速出水针刀,贴创可贴(图下 2-6)。

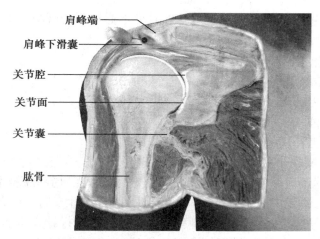

图下 2-6　肩峰下滑囊炎微创入路图

【注意事项】

1. 术前中药外敷每日 1 次,每次 20~30 分钟。

2. 术后注意局部保暖,防止感受风寒湿邪侵袭。

第七节　肱骨外上髁炎

　　肱骨外上髁炎又称网球肘。以肘关节外侧疼痛,用力握拳及前臂作旋前伸肘动作时可加重,局部有多处压痛,而外观无异常表现。多见于需反复用力伸腕活动的成年人,尤其是频繁用力旋转前臂者易罹患。如打字员、厨师或乒乓球、网球运动员等多见。水针刀微创疗法治疗本病具有确切疗效。

　　肱骨外上髁是肱骨下端外侧的骨性隆起部,屈肘成直角,可见肱骨外上髁明显突出于肱肌外侧面上。该部为前臂伸肌腱的总起点,其肌腱是由外上至前内排有:桡侧腕长伸肌、桡侧腕短伸肌、指伸肌、小指伸肌、尺侧腕伸肌,还有肱肌和旋后肌从此处起始。

　　本病多见于前臂旋前、旋后反复屈伸肘腕关节,也可因急性扭伤或拉伤而引起,使部分肌纤维撕裂和慢性损伤,在机化过程中,产生瘢痕组织,形成粘连,挤压该处的神经血管束,引起疼痛。

【诊断依据】

　　1. 无明显外伤史,常见于有经常使用前臂工作的劳损史。

　　2. 肘关节屈伸正常,但肘关节做旋转活动受限,肱骨外上髁处或肱桡关节处有局限性明显压痛点。

　　3. 旋臂屈腕试验阳性(Mills 征阳性)。

　　4. X 线检查部分患者平片可见肱骨处上髁局部密度增加的变形或显示钙化。

【治则治法】活血化瘀,松解结节。

【操作步骤】

　　1. 水针刀针具　鹰嘴型水针刀。

　　2. 松解液　软损宁松解液 1~2ml。

　　3. 水针刀针法　骨膜扇形分离法。

　　4. 具体操作步骤　按"一严二明三选择"规程,令患者肘关节屈曲 90°,平放于治疗桌面上,在肱骨外上髁压痛处定为治疗点,局部皮肤常规消毒后,戴无菌手套,铺无菌洞巾,取中号扁圆刃水针刀,进针方向与前臂纵轴平行,快速进针达筋膜层,逐层松解筋膜结节,达外上髁后行骨膜扇形分离法松解3~6 针,局部有松动感后,回抽注射松解液 1~2ml,快速出针后,贴创可贴。

每周 2 次,2~3 次为 1 个疗程(图下2-7)。

【注意事项】

1. 术前中药外敷,术后局部中频照射每日 1~2 次,每次 10~15分钟。

2. 水针刀治疗时,避免向前内下推铲过远,防止损伤桡神经关节支。

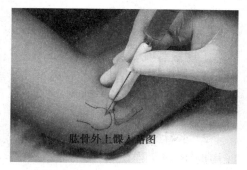
肱骨外上髁入路图

图下 2-7　肱骨外上髁炎进针示意图

第八节　尺骨鹰嘴滑囊炎

尺骨鹰嘴滑囊炎又称"肘后滑囊炎",是常因局部撞伤或反复摩擦等机械刺激过度而引起的创伤性炎症,多表现于皮下滑囊无菌性炎症,出现局部肿胀、疼痛等症状。过去较多见于矿工,因而有"矿工肘"之称,患病后功能严重受限,尤其做伸展活动时,肘后疼痛明显。

鹰嘴皮下滑囊,位于肱三头肌腱鹰嘴附着部与皮肤之间,在肘后皮下,即尺骨鹰嘴和皮肤之间。鹰嘴腱内滑囊,位于肱三头肌腱内滑液囊。肱三头肌腱下滑囊,位于肱三头肌和尺骨鹰嘴之间。

【诊断依据】

1. 有外伤或劳损史。

2. 肘后疼痛,屈伸不利。

3. 可在肘关节背面扪及囊样肿物。质软,有轻度移动感,波动感,压痛轻微。

【治则治法】活血消肿,松解结节。

【操作步骤】

1. 水针刀刀具　樱枪形水针刀。

2. 选取松解液　囊肿消松解液 3ml。

3. 水针刀针法　一点三针通透法。

4. 具体操作步骤　按水针刀"一明二严三选择"规程,令患者背曲患侧肘关节于治疗床上,选取尺骨鹰嘴窝为治疗点,局部皮肤常规消毒后,戴无菌手套,铺无菌洞巾,取樱枪形水针刀,快速刺入皮肤,穿越肱三头肌后有落空感,即至尺骨鹰嘴窝,刺入囊腔后抽取滑液,一点三针通透法将囊壁通透三针后,注入囊肿消松解液 1~2ml,注入中浓度三氧 5~6ml,快速出针,贴创可贴。每周 2 次,1~2 次为 1 个疗程(图下 2-8)。

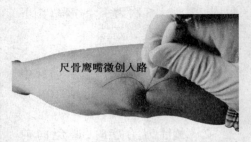

尺骨鹰嘴微创入路

图下 2-8 尺骨鹰嘴滑囊炎进针示意图

【注意事项】

1. 术前中药外敷,术后局部中频照射每日 1~2 次,每次 10~15 分钟。

2. 水针刀治疗时,避免向尺神经沟提插,避免损伤尺神经。

第九节 桡骨茎突腱鞘炎

桡骨茎突狭窄性腱鞘炎,是由于拇指或腕部活动频繁,使拇短伸肌和拇外展肌腱在桡骨茎突部腱鞘内长期相互反复摩擦,导致该处肌腱与腱鞘产生无菌性炎症反应,局部出现渗出、水肿和纤维化,鞘管壁变厚,肌腱局部变粗,造成肌腱在腱鞘内的滑动受阻而引起的临床症状。

桡骨茎突部腱鞘内主要包绕拇短伸肌和拇外展肌腱,附着在桡骨茎突上方。由于腕、指间关节经常剧烈活动,肌腱在腱鞘上较长时间过多摩擦后,导致局部水肿、渗出、增厚等炎症变化。反复创伤或炎症迁延日久以后,则为慢性而有纤维结缔组织增生、增厚、粘连变化,纤维鞘管壁的厚度增厚,其硬度亦增加,甚至可发生软骨变性。引起腱鞘狭窄,出现临床症状。

【诊断依据】

1. 有明显的急性损伤史和慢性劳损史。女性患者和右侧患者居多,特别是常抱小孩的妇女易患此病。

2. 桡骨茎突处隆起、疼痛,可向前臂及拇指放射痛,活动腕及拇指时疼痛加重,不能提重物。

3. 桡骨茎突处明显压痛,有时可触及硬结节。腕和拇指活动稍受限。

4. 握拳尺偏试验(Finkelstein 征)阳性。

【治则治法】活血化瘀,松解结节。

【操作步骤】

1. 水针刀针具 鹰嘴型水针刀。

2. 松解液 软损宁松解液 1~2ml。

3. 水针刀针法 筋膜弹拨分离法或筋膜弹割分离松解法。

4. 具体操作步骤 按"一明二严三选择"的规程,患者握拳将桡骨茎突向上放于治疗床面上,在桡骨茎突压痛处点为治疗点,局部皮肤常规消毒后,戴无菌手套,铺无菌洞巾,取鹰嘴型水针刀,左手按压桡骨茎突,右手持针快速透皮,逐层松解分离,达腱鞘后,行筋膜弹割分离松解法松解 3~6 针,注入软损宁松解液 2ml,注入中浓度三氧3~5ml,快速出针,贴创可贴。每周治疗 2 次,一般 1~2 次治疗即可痊愈(图下 2-9)。

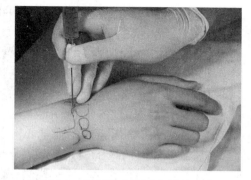

图下 2-9　桡骨茎突腱鞘炎进针示意图

【注意事项】

1. 水针刀避免在桡骨茎突后下方的凹陷即"鼻烟窝"处提插进针,防损伤桡神经背伸支及桡动脉伸支。

2. 水针刀在桡骨茎突进针时不可穿越肌腱避免达骨面。

第十节　腕管综合征

腕管综合征,也称腕正中神经挤压症或腕管狭窄症,系指腕部外伤、骨折、脱位、扭伤或腕部劳损等原因引起腕横韧带增厚,管内肌腱肿胀,瘀血机化使组织变性,或腕骨退变增生,使管腔内周径缩小,从而压迫正中神经,引起手指麻木无力为主的一种病症。

腕管为一纤维骨性鞘管,掌侧为腕侧支持带,即腕掌横韧带,桡侧、尺侧和背侧均为腕骨。有拇长屈肌腱,指浅屈肌腱,指深屈肌腱等 9 条肌腱及正中神经通过腕管。肌腱外被有滑膜鞘。正常情况下,肌腱及神经在腕管内排列得十分紧密,无多余的潜在空隙,任何原因使腕管内压力增高时,均无缓冲的余地,正中神经均直接受到压迫,产生神经功能障碍。中医认为本病属"骨错缝、筋出槽"。

【诊断依据】

1. 腕部有损伤和劳损史。

2. 多发于中年人,男女之比为 1:3。

3. 腕掌侧部胀痛,手掌痛,夜间痛加重,有时可向前臂放射,腕关节僵硬。

4. 腕关节屈曲疼痛加重,麻木加剧,腕关节和手指伸屈受限。

5. 正中神经支配区域麻木疼痛,如大鱼际萎缩,手掌平平,桡侧三个半手指末节感觉障碍。

6. Finel 氏征:在腕横韧带近侧缘处用手指轻叩正中神经部位,出现手部正中神经支配区域放射性疼痛者为阳性,表示该处为卡压点。

7. 腕掌侧面稍偏尺侧有压痛和麻串感觉。

8. 屈腕试验(phalen)阳性者占 74%(即屈肘、前臂上举,腕关节极度屈曲约 1 分钟,即引起正中神经支配区域麻木)。

9. 正中神经支配区域疼痛麻木,中指最显著。

10. 腕关节和手指伸屈受限。

11. 疼痛在夜间加剧,有时可向前臂放射。

【治则治法】筋骨并重,活血化瘀,松解结节。

【操作步骤】

1. 水针刀针具　鹰嘴型水针刀。

2. 定位　患者用力握拳使掌心向上,选取腕部三针点:a 针:在腕关节掌面,在尺侧豌豆骨内缘腕横韧带起点;b 针:在桡侧舟骨结节,大多角骨结节腕横韧带附着点;c 针:在掌长肌腱桡侧、腕横韧带中点。

3. 水针刀针法　筋膜弹割分离法。

4. 具体操作步骤　按"一严二明三选择"操作规程,令患者掌心向上握拳,常规消毒后,腕关节下部放一脉枕,使腕关节背屈位。皮肤常规消毒。

a 针:腕关节掌面,进针方向与肌腱与尺神经、尺动脉平行,垂直进针达豌豆骨,运用筋膜弹割分离法松解 2 ~ 3 针,将屈肌腱和腕横韧带间的粘连割拉松解,快速出针,贴创可贴。再过伸过屈腕关节 3 ~ 5 次。

b 针:在桡侧舟骨结节,大多角骨结节腕横韧带附着点,进针方向与桡侧曲直肌肌腱平行,垂直进针透皮,达舟骨、大多角骨上部筋膜层,运用筋膜弹割分离法松解 2 ~ 3 针,将屈肌腱和腕横韧带间的粘连割拉松解,快速出针,贴创可贴。再过伸过屈腕关节 3 ~ 5 次。

c 针:选用圆刃筋骨针,在掌长肌腱桡侧、腕横韧带中点,局麻后斜行进针达腕横韧带下层应用筋膜旋转撬拨法松解 3 ~ 6 针,将屈肌腱和腕横韧带间的粘连松解,注射三氧 1 ~ 2ml 出针,贴创可贴,再过伸过屈腕关节 3 ~ 5 次(图下 2-10)。

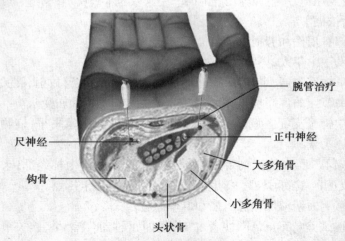

图下 2-10　腕管综合征微创入路图

【注意事项】

1. 术前中药外敷,术后局部中频照射每日 1 ~ 2 次,每次 10 ~ 15 分钟。

2. 水针刀腕横韧带进针时,避免损伤尺神经及正中神经。

第十一节 掌腱膜挛缩症

掌腱膜挛缩症是由于手掌皮下组织的增生、纤维变性,形成结节和条索状结构,导致手指关节的继发性改变。可有皮下脂肪变薄、皮肤与病变组织粘连,后期阶段皮肤可呈橘皮样表现,在近节指间关节的背侧常存在指节垫。病变通常起始于环指的远端掌横纹处,逐渐发展蔓延至环指和小指,渐渐发生掌指关节和近节指间关节屈曲挛缩。

掌腱膜位于手掌的中部,为三角形的膜样结构起于屈肌支持带,及掌长肌腱,覆盖于屈指肌腱浅层,三角形致密结缔组织腱膜,其浅层与手掌部皮肤相连,深层纤维构成两个间隙,分别止于第一与第五掌骨面,具有协助屈腕和屈指功能。

【诊断依据】

1. 本病多发于 40 岁以上男性。以长期手部劳动者多见。

2. 指间关节挛缩,屈伸受限,皮肤呈橘皮样表现。局部皮肤增厚,远侧掌横纹处出现挛缩,掌指关节屈曲,局部出现皮肤褶皱,褶皱的一侧或两侧出现月牙状凹陷。

3. 患者常有晨僵现象,晨起后掌指关节与指关节活动受限,其中以环、小指同时受累者多见。

4. 屈指肌腱膜受累的先后次序为环、小、中、食、拇指,约半数患者为双侧同时发病。

5. 触诊:掌腱膜局部增厚,条索状结节伴有轻压痛。

6. 手部 X 线片未见明显异常。

【治则治法】活血化瘀,松解结节。

【操作步骤】

1. 水针刀针具 鹰嘴型水针刀。

2. 松解液 软损宁松解液 3 ~ 5ml。

3. 定位法 掌部三针定位。a 针:大鱼际和小鱼际隆起部之间硬结或条索样物压痛处或掌腱膜的顶端处。b 针:近侧掌横纹附近的硬结或条索样物压痛处。c 针:远侧掌横纹处而不在指近横纹上(此处指神经位置较浅,容易误伤指神经)。

4. 水针刀针法 筋膜弹割分离法。

5. 具体操作步骤　按水针刀"一明二严三选择"的操作规程,令患侧手掌心向上,平放于治疗台上,皮肤常规消毒后,取中号鹰嘴型水针刀,进针方向与肌腱方向平行,快速纵行进针达筋膜层,逐层松解分离筋膜结节,行筋膜弹割分离法松解 3～6 针,将屈肌腱和腕横韧带间的粘连弹割松解后,每点注入松解液 1ml,快速出针,局部按压 1～2 分钟后,贴创可贴(图下 2-11)。

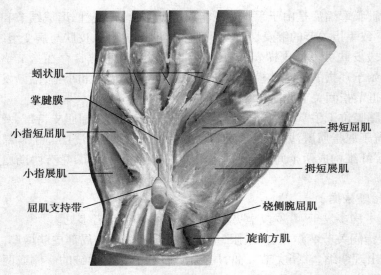

图下 2-11　掌腱膜挛缩症微创入路图

【注意事项】
1. 术前中药外敷,术后局部中频照射每日 1～2 次,每次 10～15 分钟。
2. 水针刀进针方向与肌腱走向一致,避免损伤手指两侧面神经血管。
3. 不能用冷水洗手,注意保暖。

第十二节　屈指肌狭窄性腱鞘炎

屈指肌腱狭窄性腱鞘炎又称弹响指,是末端关节中的常见病高发病,由于手指伸屈频繁,摩擦劳损,发生于屈指肌腱纤维鞘管内的无菌性炎症病变。尤以拇指和食指腱鞘炎最为常见。另外,由于手指掌侧指横纹处无皮下组织,故皮肤直接与腱鞘相连,外伤后可直达腱鞘处,多发生在手指掌侧指横纹处。水针刀微创疗法治疗本病具有确切疗效。

屈指肌腱鞘包绕指浅屈肌腱和指深屈肌腱。该腱鞘由外层腱纤维鞘及内层滑液鞘组成,腱纤维鞘附着于指骨关节囊两侧,对肌腱起着固定润滑作用。

肌腱滑液鞘分脏层和壁层,脏层包绕肌腱;壁层紧贴纤维鞘的内侧面。手指伸屈活动时,纤维管反复压迫和摩擦管内的肌腱,使局部鞘管逐渐增厚,形成环状狭窄。

【诊断依据】

1. 多见于青壮年手工劳动者,有手指损伤或劳损史。

2. 手指伸屈功能障碍,活动受限,甚至完全不能活动,不能持物。

3. 部分腱鞘狭窄,屈肌腱膨大,通过鞘管的狭窄环部,则产生扳机样动作及弹响声。

4. 触诊在掌横纹处局部有压痛、肿胀及手指放射痛。

【治则治法】 活血通络,松解结节。

【操作步骤】

1. 水针刀针具　鹰嘴型水针刀。

2. 松解液　软损宁松解液 2～6ml。

3. 定位　掌指关节腱鞘狭窄处。

4. 水针刀针法　筋膜弹割分离法。

5. 具体操作步骤　按"一明二严三选择"的操作规程,令患侧手掌心向上,手指伸开平放于治疗台上,定点:拇指屈指肌腱狭窄性腱鞘炎,选取患侧内外籽骨结节压痛点为进针点;第 2～4 指屈指肌腱狭窄性腱鞘炎,选取掌指关节下方,在掌横纹与掌指间纹中点手茧处压痛处为进针点(图下 2-12)。

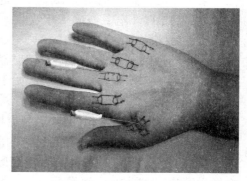

图下 2-12　屈指肌腱鞘进针示意图

局部皮肤常规消毒后,戴无菌手套,铺无菌洞巾,水针刀进针方向以扇形入路法为主,快速刺入皮肤,达掌腱膜下腱鞘层,行筋膜弹割分离法,分离 3～6 针,若拇指腱鞘卡压,可应用水针刀在内侧或外侧籽骨压痛结节点,反复弹割 3 针,将韧带松开后,再松解腱鞘,直到扳机现象腱鞘或消失后,回抽注软损宁松解液 1～2ml,快速出针,贴创可贴,过度背屈手指 6～9 次。

【注意事项】

1. 术前中药外敷,术后中频照射。每日 1 次,每次 20～30 分钟。

2. 水针刀进针时深度达腱鞘,避免穿破肌腱达骨面。

3. 避免进针手指两侧面,防止损伤神经血管。

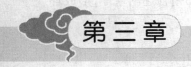

第三章

胸背部疾病

第一节　胸椎棘间与棘上韧带损伤

　　胸椎棘间与棘上韧带损伤,为胸背部的常见病。而胸椎的动静态稳定,是靠胸椎的棘上韧带及棘间韧带的稳定,当脊柱过度弯曲时,这两韧带承受的牵拉力最大,因此,损伤的机会较多。引起胸背部疼痛等,出现临床症状。水针刀微创疗法治疗本病具有确切疗效。

　　胸椎棘突位于椎弓的正中,呈矢状位,突向后下方,为肌肉与韧带附着部位。棘突的顶端有棘上韧带附着,胸椎棘突纵向的两侧,有背阔肌、下后锯肌(上两个腰椎棘突),以腱膜的形式起始于该处。深部为夹肌(骶棘肌)附着。骶棘肌后方的筋膜和背阔肌腱膜及下后锯肌的腱膜共同组成了腰背浅筋膜。此筋膜与棘突和棘间韧带相连结,沿棘突根部至尖部有棘间韧带连接,沿棘突根部至尖部有棘间韧带连接,棘间韧带的前方与椎弓间黄韧带遇合,后方移行于棘上韧带。位于胸椎的棘间韧带宽而厚,呈四方形。棘间韧带的作用是限制脊柱过度前屈,维持躯干的位置,并对脊柱扭转起保护作用。

【诊断依据】

　　检查:在受伤的棘突间,可以出现明显压痛,有的中间横行凹陷及不平感,个别人有棘突偏歪或下椎间隙不等。

　　1. 病人有明显外伤史,常见于青壮年体力劳动者棘突或棘间有明显压痛,拾物试验阳性。

　　2. 胸部酸痛不适,在劳累后或阴雨天加重。

　　3. 部分患者慢性劳损者,棘突上可触及条索状物,弹拨时可闻及弹拨音,伴局部有压痛。

　　4. X线检查常无骨质异常改变,个别棘间韧带严重撕裂者,可见损伤部位的棘突间距离增大。

【**治则治法**】筋骨并重,活血化瘀,松解结节。

【**操作步骤**】

1. 水针刀针具　扁圆刃水针刀。

2. 水针刀微创三针法定位　a 针:患节棘突结节点;b 针、c 针:患节棘突上下缘。

3. 水针刀针法　筋膜扇形分离法。

4. 具体操作步骤　按"一严二明三选择"的操作规程,结合 X 线片所示,令患者俯卧于治疗床上。a 针:患节棘突结节点;b 针、c 针:患节棘突上下缘。皮肤常规消毒后,选取扁圆刃水针刀,快速无痛进针达筋膜层纵行走针 3 针,松解筋膜结节达棘突,向两侧行筋膜扇形分离法各 3 针,回抽注药 1 ~ 2ml,快速出针,贴创可贴(图下 3-1)。

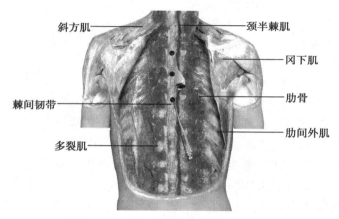

图下 3-1　棘间韧带损伤微创入路图

【**注意事项**】

1. 术前中药外敷,术后局部中频照射每日 1 ~ 2 次,每次 10 ~ 15 分钟。

2. 术中严格无菌操作,水针刀微创疗法松解时,严格掌握深度,防止穿透黄韧带损伤脊髓。

3. 避免寒冷刺激。

第二节　脊神经卡压综合征

脊神经卡压综合征是腰背痛病中的常见病、高发病,主要是由于椎周软组织损伤,小关节错位,尤其是脊柱旁的韧带挛缩引起脊神经后支卡压,致使胸背部疼痛。中医称"凝闪",亦称"小关节突综合征"等。

脊神经后支是在下位椎体横突的上缘、上关节突的外侧向后下走行,呈60°角,分为内、外两支。内侧支经下往椎体横突根部及上关节突外侧向下骨纤维管下行3个椎体,在中线附近穿深筋膜到皮下。沿途发支、支配下方相隔1、2个节段的小关节突、筋膜和韧带;外侧支向外下走行,其肌支支配椎旁肌,经皮下行3个椎体穿腰背筋膜达皮下。

【诊断依据】

1. 多见于30~45岁男性,青壮年体力劳动或久坐为主的工作人员。

2. 活动后加重,休息后可缓解。

3. 急性期活动疼痛尤为明显,特别是弯腰活动受限,可伴臀部和大腿部痛,但腿痛不超过膝。

4. 胸椎横突根部有明显压痛点。

5. 胸部X线、CT、MRI检查正常。

【治则治法】活血通络,松解结节。

【操作步骤】

1. 水针刀针具 扁圆刃型水针刀。

2. 松解液 腰痛宁松解液3~10ml。

3. 治疗部位 a针:后关节囊外缘;b针:椎肋关节外缘脊神经出口处;c针:脊神经卡压结节点。

4. 水针刀针法 筋膜扇形分离法及筋膜旋转分离法。

5. 具体操作步骤 按"一明二严三选择"的操作规程,令患者俯卧位,腹下垫一薄枕,在脊神经卡压处选取微创治疗点。

a针:在患节后关节囊外缘。常规皮肤消毒后,选取小号扁圆刃水针刀,快速纵行进针逐层切开筋膜结节,达关节囊后松解3~6针,注射"松解液"2ml,快速出针,放局部瘀血,贴创可贴。

b针:椎肋关节外缘脊神经出口处,选取扁圆刃水针刀向内上60°角快速进针,达横突间韧带椎间孔外口,采用筋膜旋转分离法分离3~6针,注射腰痛宁松解液2~3ml,注射中度三氧10ml左右,快速出针,局部放瘀血后,贴创可贴。

c针:脊神经卡压结节点,选用扁圆刃筋骨针,采用筋膜扇形撬拨法松解分离筋膜结节,注射中度三氧10ml左右,快速出针,局部放瘀血后,贴创可贴(图下3-2)。

【注意事项】

1. 术前中药外敷,术后局部中频照射每日1~2次,每次10~15分钟。

2. 在椎肋关节避免垂直进针时,防止损伤胸腔。

3. 局部避免寒冷刺激。

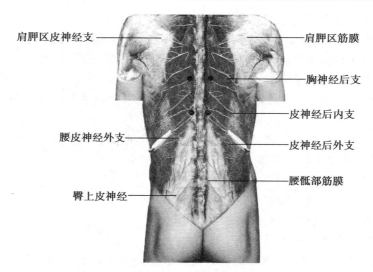

图下 3-2　背部皮神经后内侧支损伤微创入路

第三节　胸椎术后综合征

胸椎术后综合征没有颈椎、腰椎术后综合征的发病率高。多见于胸椎外伤、压缩性骨折、胸椎畸形、侧弯手术后所并发症状。其中胸椎压缩性骨折多见于胸腰节段，以胸 11、12、腰 1、2 之间为病变高发段，胸椎术后综合征主要症状为胸腰背部疼痛、胸闷、胸部紧束感，伴随着胃肠功能紊乱，胃部胀满、不适，排便困难等临床综合征。

胸椎共 12 块，在椎体侧面和横突尖端的前面，都有与肋骨相关节的肋凹，分别称为椎体肋凹和横突肋凹。胸椎棘突较长，伸向后下方，互相掩盖，呈迭瓦状。上下关节面基本呈额状位。胸椎椎管管腔较窄，最窄的节段为第 4 胸椎至第 9 胸椎，其中脊髓的血液供应也最差。

胸椎术后综合征是因为胸椎手术时切除了椎板、棘突、部分小关节突等，术后部分椎管内、椎管外、椎板间隙残留着炎性脂肪物质及炎性致痛物质，造成手术后瘢痕粘连，刺激脊神经、交感神经，出现临床症状。同时，胸椎手术时损伤了局部的软组织以及术后瘢痕组织形成，破坏了脊柱正常结构的完整性及脊柱的稳定性，出现胸椎动力学改变，加重棘突偏歪、小关节错位，从而刺激了脊神经、交感神经节，从而出现临床症状。

【诊断依据】

1. 有胸椎损伤手术史。

2. 胸背部、胸腰部、胸腹部出现疼痛、酸胀，并可向胸背部放射。

3. 胸椎外伤术后除引起上述症状外,还可伴有肋间神经痛。

4. 胸痛、胸部紧束感,气不够用,喜长叹气,呼吸困难不能平卧。

5. 可伴有自主神经系统功能紊乱的表现,如心烦意乱、心慌。

6. 患者可感腹部胀满、食欲不振、嗳气、疲乏无力等症状。

7. 脊柱三指触诊法,棘间、椎旁、胸背椎周围瘢痕处软组织粘连、条索状结节伴压痛。

8. X 线片可见患节棘突偏歪、融合征,椎肋关节半错位。

【治则治法】筋骨并重,活血化瘀,松解结节。

【操作步骤】

1. 水针刀针具 扁圆刃水针刀。

2. 松解液 软损宁松解液 3～10ml。

3. 进针方法 垂直进针法。

4. 治疗点 a 针:在棘突两侧方及上下缘结节处定点;b 针:后关节囊内外缘;c 针:横突间点。

5. 水针刀针法 "八"字分离法、骨膜扇形分离法。

6. 具体操作步骤 按"一明二严三选择"的操作规程,令患者俯卧位,腹下垫一薄枕。

a 针:在棘突两侧方及上下缘结节处定点。局部皮肤常规消毒后,戴无菌手套,铺无菌洞巾,选取水针刀或筋骨针,快速纵行进针法,逐层分离筋膜结节,到达棘突后,在棘突上下缘采用"八"字切割、"八"字分离法分离 6～9 针,在棘突两侧方采用扇形切割、扇形分离法分离 6～9 针,注射软损宁松解液 2ml,快速出针,贴创可贴。

b 针:在患节后关节囊内外缘瘢痕结节处定点。局部皮肤常规消毒后,戴无菌手套,铺无菌洞巾,选取大号水针刀或筋骨针,纵行垂直进针法,在后关节囊内外缘采用骨膜扇形分离法,环形撬拨,扇行分离法分离 6～9 针,注射"软损宁松解液"2～3ml,出针,贴创可贴。

c 针:在横突间肌、横突间韧带附着点。局部皮肤常规消毒后,戴无菌手套,铺无菌洞巾,选取水针刀,在横突间肌、横突间韧带附着点采用纵行垂直进针法,逐层松解分离筋膜结节,在附着点处纵行分离 3～6 针,注射软损宁松解液 2～3ml,注射中浓度三氧 3～5ml,快速出针,贴创可贴(图下3-3)。

【注意事项】

1. 术前中药外敷,术后局部中频照射每日 1～2 次,每次 10～15 分钟。

2. 在横突间进针时,斜行向内上,避免垂直进针,防止损伤内脏。

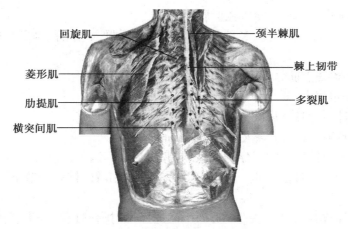

回旋肌	颈半棘肌
菱形肌	棘上韧带
肋提肌	多裂肌
横突间肌	

图下 3-3　胸椎术后综合征微创入路图

第四节　肋间神经痛

肋间神经痛是指胸肋部位由于急慢性损伤,致使肋间神经受到压迫、刺激,产生炎性反应,从而出现以胸肋部位或腹部呈带状疼痛的综合征。其疼痛性质多为刺痛或灼痛,并沿肋间神经分布。原发性肋间神经痛极少见,继发性者多与机械损伤、异物压迫或病毒感染、毒素刺激等有关。

肋间神经沿肋骨下缘的肋沟内向前,到胸侧壁则几乎在上下肋骨之间。胸神经在肋间分布,称肋间神经,为混合神经,有运动和感觉纤维组成共 12对,各胸神经穿出椎间孔后为前、后两支。前支在接受交感干的灰交通支后,沿着相应肋骨的下缘,介于肋间内肌与肋间最内肌之间,弓形向前,第 1 至 11对称为肋间神经,第 12 对为肋下神经,分布在第 12 肋的下侧。

肋间神经痛为中老年人常见的胸痛原因之一,如:老年性脊椎骨性关节炎、胸椎段脊柱畸形、胸椎段脊髓肿瘤等,常因神经根受到压迫刺激,出现炎性渗出,从而产生此症状。此外,带状疱疹病毒引起的肋间神经炎,也可出现肋间神经痛。

【诊断依据】

1. 疼痛表现为发作性的沿某一肋间神经走向的刺痛或灼痛,咳嗽、喷嚏、深呼吸时疼痛加剧,以单侧单支为最多。

2. 疼痛范围局限于病变肋间神经分布区,多见于一侧 5~9 肋间。患部呈弧形剧痛,并有固定痛点,呈阵发性加剧。

3. 沿着肋间神经分布区域及其相当皮肤部位有压痛点,特别是在其外侧皮神经的起点处。最常见的压痛点在脊椎旁、腋线及胸骨旁。

4. X线检查及其他检查无形质异常发现。

5. 经B超、心电图及X线摄片检查排除肝胆、心血管、肺脏疾病及外伤病史。

【治则治法】 筋骨并重,活血化瘀,松解结节。

【操作步骤】

1. 水针刀针具 扁圆刃水针刀。

2. 松解液 神经营养松解液3～10ml。

3. 水针刀针法 "八"字分离法、骨膜扇形分离法。

4. 水针刀三针法定点 a针:后关节囊外缘;b针:椎肋关节下缘;c针:肋间神经疼痛点。

5. 具体操作步骤 按"一明二严三选择"的操作规程,令患者俯卧位,腹下垫一薄枕,在肋间神经疼痛部位,选取微创治疗点(图下3-4)。

a针:后关节囊外缘,局部皮肤常规消毒后,戴无菌手套,铺无菌洞巾,选取大号水针刀或筋骨针,纵行垂直进针法,在后关节囊内外缘采用骨膜扇形分离法,环形撬拨,扇行分离法分离6～9针,注射"软损宁松解液"2～3ml,出针,贴创可贴。

b针:椎肋关节下缘,局部皮肤常规消毒后,戴无菌手套,铺无菌洞巾,选取水针刀,在横突间肌、横突间韧带附着点采用纵行垂直进针法,逐层松解分离筋膜结节,在附着点处纵行分离3～6针,注射软损宁松解液2～3ml,注射中浓度三氧3～5ml,快速出针,贴创可贴。

c针:肋间神经疼痛点,选用扁圆刃筋骨针,采用筋膜扇形撬拨法松解分离筋膜结节,注射中度三氧10ml左右,快速出针,局部放瘀血后,贴创可贴。

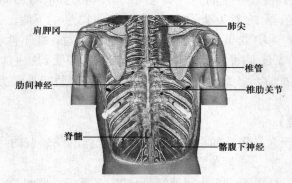

图下3-4 肋间神经痛微创入路图

【注意事项】

1. 术前中药外敷,每日1次,每次20～30分钟。

2. 水针刀在椎肋关节下缘,神经出口处进针时,以 60° 角向脊柱方向进针,禁止垂直进针,避免进入胸腔。

第五节 肋软骨炎

肋软骨炎是一种较常见的疾病,好发于青年女性,胸骨旁第 2～3 肋骨易于受累,多为单发,主要表现肋骨增粗,伴有疼痛。本病一般认为与劳损、外伤、病毒感染有关,胸肋关节内韧带损伤。以肋软骨组织增生及软骨骨膜纤维性增厚为其病理特点。

胸骨的两侧由锁骨和第 1～7 对肋软骨相连接。胸肋关节连接一般是活动关节,其形态不一,第 1 肋软骨与胸骨连接为软骨性关节直接连接,无关节腔存在,第 2～7 肋骨下胸骨连接通常为滑膜关节。肋软骨相互连接,可以是滑膜关节连接,也可以是韧带连接。或软骨连接,第 6～7 肋软骨间为滑膜关节,第 9～10 肋软骨间常由结缔组织连接。骨表面均有骨膜,有胸肋关节前面被横形放射状胸肋韧带相连接。

一般认为与劳损、外伤,或上呼吸道病毒感染有关,胸肋关节内韧带损伤。疲劳、气候突变可能是发病的诱因,也有人认为与软骨营养不良有关。以肋软骨组织增生及软骨骨膜纤维性增厚为其病理特点。

【诊断依据】

1. 多见于青壮年女性。

2. 可在第 2～10 肋软骨发病,两侧均可发生病变,多侵犯 2～5 肋软骨,尤其以第 2 肋软骨多见。

3. 病人自感局部疼痛明显,表皮一般无红、肿、热,可有隆起结节,局部压痛明显,严重者甚至屏气时不能举臂、翻身困难等。

4. 无明显全身症状。

5. X 线摄片及血沉均正常。

【治则治法】筋骨并重,活血化瘀,松解结节。

【操作步骤】

1. 水针刀针具 鹰嘴型水针刀。

2. 松解液 骨痛宁松解液 5～10ml。

3. 水针刀针法 筋膜弹拨分离法。

4. 具体操作步骤 按"一明二严三选择"的操作规程,结合 X 线片所示,令患者侧卧位,在 2～10 肋软骨压痛处,每次取 3～6 个压痛点为治疗点。局部皮肤常规消毒后,戴无菌手套,铺无菌洞巾,把治疗点固定在肋骨面上,一手固定治疗点,一手持水针刀针具快速刺入,沿肋骨走向进针,逐层进针达骨面后,退水针刀少许到筋膜层,行筋膜弹拨分离法松解 3 ~ 6 针,每点注射骨痛宁松解液 1 ~ 2ml,快速出针,贴创可贴。每周 2 次,3 ~ 5 次为 1 个疗程(图下 3-5)。

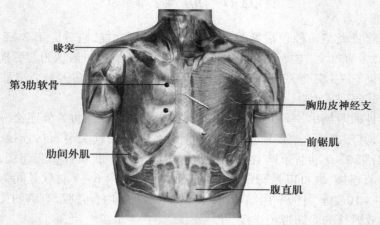

喙突
第3肋软骨
胸肋皮神经支
前锯肌
肋间外肌
腹直肌

图下 3-5　肋软骨炎微创入路图

【注意事项】

1. 术前中药外敷,术后局部中频照射每日 1 ~ 2 次,每次 10 ~ 15 分钟。
2. 首先注意与胸腔内的结核、肿瘤、心脏病相区别,明确本病。
3. 术中严格无菌操作,严禁刺入胸腔,引起气胸。
4. 局部避免寒冷刺激。

第六节　腹外斜肌损伤

腹外斜肌损伤为腰腹壁软组织损伤的常见病,多见于腰部过度旋转工作的中青年人,如建筑工人、煤矿工人、篮球运动员等,本病俗称为"闪腰岔气",当人体屈曲并回旋脊柱时,易造成腹外斜肌起止点损伤,起点损伤多在第八肋外缘,易误诊为肋痛,止点损伤多在髂嵴前部,借腱膜止于腹白线,并移行为腹股沟韧带的损伤,所以易误诊为内脏性疾病引起的疼痛。

腹外斜肌损伤多在其止点髂嵴部,当人体躯干处于前屈位时,做回旋动作而损伤(由于突然过度运动而损伤),应力集中点都在其肋部的起点和止点髂骨嵴前部边缘,急性损伤有明显疼痛或肿胀。由于起止点处的损伤,内出血栓机化、结疤,使肌肉挛缩,而出现一系列临床症状。

【诊断依据】

1. 多见于中青年人男性,有急性转腰劳损病史。

2. 在腰部屈曲状态下,第8肋处与髂嵴前部疼痛。

3. 严重可出现呼吸受限,大多在患侧出现下肋部及髂嵴前部疼痛,波及腹股沟区。

4. 触诊按压在第8肋处,髂嵴前部处压痛结节。

5. 侧屈试验,嘱患者做脊柱旋转运动,引起疼痛加剧。

6. X线片无异常。

【治则治法】 活血化瘀,松解结节。

【操作步骤】

1. 水针刀针具　扁圆刃水针刀。

2. 松解液　软损宁松解液3～6ml。

3. 水针刀针法　筋膜扇形分离法。

4. 具体操作步骤　按"一明二严三选择"的操作规程,令患者侧卧位,取三针定位点。

a、b针:斜行进针达6、7、8肋骨外侧下方,常规局部皮肤消毒后,取鹰嘴水针刀,沿肋骨外缘,左手按压筋膜结节,右手持针快速进针达肋骨下缘筋膜结节,行筋膜弹割分离法松解3～6针,每点注入软损宁松解液2ml,快速出针,贴创可贴。每周2次,2～3次为1个疗程。

c针:在髂嵴外部筋膜层,取扁圆刃水针刀,向髂嵴外侧,快速进针达筋膜结节,行筋膜弹割分离法松解分离腹外斜肌筋膜3～6针,每点注入软损宁松解液2ml,快速出针,贴创可贴。每周2次,2～3次为1个疗程(图下3-6)。

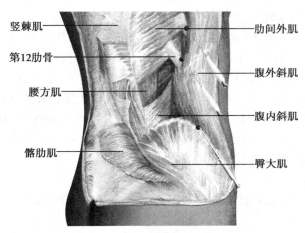

图下3-6　腹外斜肌损伤微创入路图

【注意事项】

1. 术前中药外敷,术后中频照射。每日 1 次,每次 20~30 分钟。

2. 在肋骨外下方进针时,腹外斜肌纤维平行,避免向内上进针,以免损伤胸膜。

第七节 强直性脊柱炎

强直性脊柱炎(驼背)属自身性免疫疾病,多发于青壮年男性。又称为青春期脊柱炎。该病是一种慢性顽固性疾病,起病缓慢,致病因子常侵袭骶髂关节和脊柱的横突结节,各种韧带和肌肉组织使骨质硬化,韧带骨化,肌肉纤维化而致脊柱前屈挛缩。多由骶椎向腰椎、胸椎、颈椎发展,使各骨关节活动受限,功能障碍,脊柱强直而出现难以逆转的高度驼背。

强直性脊柱炎是一种与遗传、感染、免疫环境因素等有关的疾病。

1. 自身免疫因素 本病应用免疫抑制剂(如激素)有效(HLA~B_{27} 高达 90%~96%)。

2. 感染因素 泌尿生殖系感染是引起本病的重要因素之一,盆腔感染经淋巴途径播散至髂骶关节再到脊柱,还可扩散到大循环而产生全身症状及周围关节、肌腱和皮肤色素膜的病变。

3. 内分泌失调或代谢障碍 由于类风湿关节炎多见于女性,而强直性脊柱炎多见于男性,故认为内分泌失调与本病有关。

4. 家族遗传关系 据调查,一卵双胎都患此病者将近一半,有的双胎虽不生活在一处,但以后可相继发病,说明遗传基因对本病有肯定关系。

5. 其他 年龄、体质、营养不良、维生素 C 或维生素 D 缺乏、气候、水土、潮湿和寒冷对诱发此病有肯定关系。

本症的炎性渗出和细胞浸润主要在滑膜,但增殖现象可同时发生在关节囊、韧带和骨皮质。初期,滑膜呈多灶性,纤维性炎症改变,中性粒细胞浸润,但病灶中央则以淋巴细胞和白细胞为主。病变沿韧带小血管扩展,骨沉积反应在纤维结缔组织内不经软骨发育阶段便生成。骶髂关节周围被新生骨壳包绕,关节软骨呈软骨内骨化,关节被外围组织骨桥固定而强直,病变由骶髂关节向上延及脊柱。在脊柱病变主要发生在小关节囊和纤维环外层及邻近结缔组织,并可沿前、后韧带发展,使脊柱僵直。

【诊断依据】

2001 年"全国强直性脊柱炎研讨会"制定了 AS 诊断标准。

1. 临床表现

(1)腰和(或)脊柱、腹股沟、臀部或下肢酸痛不适;或不对称性外周骨关节炎、尤其是下肢骨关节炎。症状持续≥6周。

（2）夜间痛或晨僵≥0.5小时。

（3）活动后缓解。

（4）足跟痛或其他肌腱附着点病。

（5）虹膜睫状体炎现在症或既往史。

（6）AS家族史或HLA～B27阳性。

（7）非甾体抗炎药（NSAIDs）能迅速缓解症状。

2. 影像学或病理学（图下3-7）

（1）双侧X线SIJ炎≥Ⅲ级。

（2）双侧CT SIJ≥Ⅱ级。

（3）CT SIJ炎不足Ⅱ级者，可行MRI检查。如表现软骨破坏、关节旁水肿和（或）

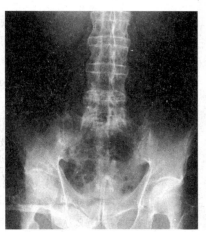

图下3-7　强直性脊椎炎时脊柱和骶管"竹节样"改变

广泛脂肪沉积，尤其动态增强检查关节或关节旁增强强度 >20%，且每分钟增强斜率 >10% 者。

（4）骶髂关节病理学检查显示炎症者。

3. 诊断　符合临床标准第1项及其他各项中之3项，以及影像学、病理学标准之任何一项者，可诊断为AS。

【治则治法】筋骨并重，温补肾阳，活血通络，松解硬化，软化结节。

【操作步骤】

1. 水针刀针具　扁圆刃水针刀。

2. 松解液　风湿宁松解液。

3. 定位　脊柱三突间三针法定位。

4. 水针刀针法　"八"字分离法、筋膜弹拨分离法。

5. 具体治疗操作步骤　按"一明二严三选择"的操作规程，结合X线片所示，让病人俯卧在治疗床上，在脊柱背面三突及椎周软组织选取三针法治疗点。

a 针棘间点：在驼背的最高点棘间，选扁圆刃水针刀快速透过皮层，逐层分离棘上韧带、棘间韧带3针，横行水针刀再分离松解3针，回抽注药"风湿宁松解液"2ml，快速出针，贴创可贴。

b 针关节囊点：在棘突旁开1.5cm左右关节囊，选取1～3个节段，取3～6个治疗点，快速进针达筋膜层，逐层分离筋膜层和竖脊肌，回抽注药风湿宁松解液2ml，快速出针，贴创可贴。

c 针横突间点：在棘突间旁开3cm，取扁圆刃水针刀，斜行进针达筋膜层，逐层松解分离,转动针锋,行筋膜旋转分离法,直至针下有切开松动感时,每点注射风湿宁松解液 2~3ml,同时注射中度三氧 5~10ml,快速出针,贴创可贴(图下 3-8)。

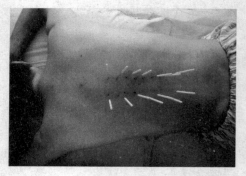

图下 3-8　强直性脊柱炎进针示意图

同时松解胸腹部弓弦受力三针点,a 针剑突根部股直肌起点、b 针耻骨结节上缘、c 针腹直肌腱,选扁圆刃水针刀,斜行进针达筋膜层,用筋膜扇形分离法松解 3~6 针,注药 1~2ml。每周治疗 2 次,4~5 周为 1 个疗程。

对部分严重病人,背部肌纤维粘连广泛者应用巨型筋骨针应用撬拨分离法治疗。水针刀微创疗法,每周两次,5~7 次为 1 个疗程。

病人在治疗过程中,在脊柱达到完全舒展延直前,要保持仰卧位,枕头要逐渐降低,至不用枕头,身下应铺海绵软垫,以防褥疮形成至术毕。

【注意事项】

1. 术前中药外敷,术后局部中频照射,每日 1 次,每次 20~30 分钟。

2. 在横突间隙松解时,针 60° 角向脊柱方向进针,避免垂直进针,严防刺入胸腹腔。

3. 牵引治疗,运用电动式腰椎牵引床,每天维持牵 3~10 小时,重量 20~40kg,如此持续缓慢牵引至手术完毕。

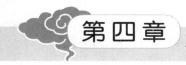

第四章

腰骶部疾病

第一节　腰三横突综合征

　　腰三横突综合征是最常见的腰腿痛病症之一,是由于腰部持重受力、突然扭转等外力作用,致使附着在腰三横突周围的肌腱、韧带、筋膜发生损伤,引起局部的渗出,粘连、结节、竖脊肌被动的痉挛,引起的腰部、臀部、大腿后外方的疼痛等一系列症状。多发生于体力劳动者,单侧或双侧发病,此病常与其他腰腿疼同时存在。

　　因第 3 腰椎是五节腰椎的中心,位于腰椎生理前凸的顶点,在腰部前屈、后伸、左右旋转运动中起枢纽作用,由于第 3 腰椎的横突最长,故所受的杠杆作用力最大,第 3 腰椎横突上所附着的肌肉、韧带、筋膜承受的拉力最大,因此损伤机会较多。

　　当人体负重或搬抬重物时,如姿势不当或突然扭转,就会使附着在横突末端的软组织产生损伤,造成撕裂、出血、水肿、肌肉痉挛。后期形成粘连、结节,腰背活动受限,造成慢性腰疼。因为粘连发生在横突尖部,所以当粘连形成后痛点即固定在第 3 腰椎横突处,产生功能障碍,腰背筋膜和骶棘肌保护性痉挛疼痛症状。

　　【诊断依据】

　　1. 常见于青壮年体力劳动者,有不同程度腰部扭伤史或慢性劳损史。

　　2. 患者不能久坐或久站、弯腰劳累后疼痛加重,休息后症状减轻。

　　3. 多见一侧腰臀部酸胀沉痛,可向大腿后上侧外侧放射痛。

　　4. 屈曲试验阳性:身体侧向对侧症状加重,腰部活动受限。

　　5. 触诊在第 3 腰椎横突尖部有敏感的压痛点,可触及条索样结节,弹拨试验阳性并有弹响感。

　　【治则治法】筋骨并重,活血化瘀,松解结节。

【操作步骤】

1. 水针刀针具　扁圆刃型水针刀。

2. 松解液　腰痛宁松解液 3 ~ 6ml。

3. 定点定位　L_{2-3} 棘突间水平线旁开 3 ~ 5cm 为 L_3 横突压痛处的治疗点。

4. 水针刀针法　骨膜扇形分离法。

5. 具体操作步骤　按 "一明二严三选择" 操作规程,结合 X 线片所示,令患者俯卧于治疗床上,用指节定位法在竖脊肌外缘髂嵴最高点,四指屈曲,中指指背所抵押的骨突即是腰 3 横突尖。皮肤常规消毒后,快速透皮,向外下方进针达筋膜层,逐层分离筋膜结节,部分结节重可达 L_3 横突,回抽无回血,应用筋膜扇形分离法,向外下方逐层松解筋膜结节 3 ~ 6 针,针下有松动感,每点注射腰痛宁松解液 2ml,快速出针,贴创可贴(图下4-1、图下 4-2)。

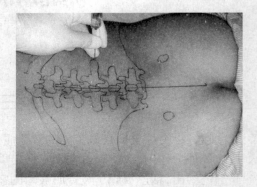

图下 4-1　腰三横突综合征进针示意图

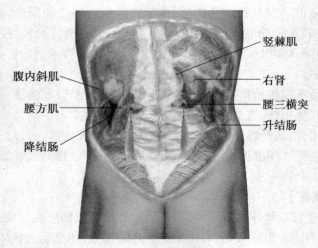

图下 4-2　腰三横突综合征微创入路图

对于病程长,粘连范围广者,在水针刀微创疗法松解、注射松解液后,每点注入中度三氧 10 ~ 15ml,加压冲击注射,以增加气体松解作用,改善病灶区的缺氧状态,减少软组织粘连,减轻疼痛症状。一般一次即可治愈,如不愈可隔

3 天后重复施术一次。

【注意事项】

1. 术前中药外敷,术后局部中频照射,每日 1 次,每次 20 ~ 30 分钟。

2. 水针刀治疗时,避免向内上进针,防止进针腹腔损伤内脏。

3. 水针刀微创疗法在筋膜结节松解时,针下有松动感,可回抽注药出针,不宜进针过深,无需达横突骨面。

第二节　腰椎间盘突出症

腰椎间盘突出症,又名腰椎间盘纤维环破裂症。本病的发生是由于腰椎间盘发生退变及外力损伤等因素,使纤维环部分破裂,髓核从纤维环的缺损处向外膨出,压迫脊神经根或马尾神经,引起以腰痛及一系列神经根症状为特点的病症。属中医学的"腰腿痛"等范畴。

随着时代的发展,工作节奏的加快,本病近几年呈上升趋势,其发病率占就诊腰腿疼患者的 20% 左右,男性多于女性,约 80% 发生于青壮年男性,男女之比约为 9∶1。

椎间盘是连接椎体的重要装置,由两部分构成,即纤维环和髓核。上下面借软骨板与椎体相连。椎间盘具有保持脊柱的高度,连接椎间盘上下两椎体,使椎体表面承受压力。减缓冲力的冲击,保持椎间孔大小,正常情况下,椎间孔的大小是神经根直径的 3 ~ 10 倍。维持侧方关节突距离和高度,保持脊柱的生理曲度(图下 4-3)。

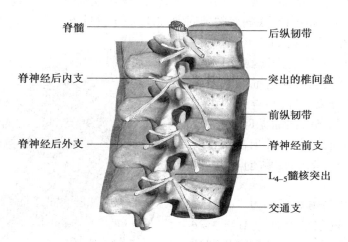

图下 4-3　腰椎侧方解剖图

【诊断依据】

1. 常有腰部外伤史或损伤史,好发于青壮年男性(30～45 岁),男性多于女性,以体力劳动者多见,尤其是弯腰持重劳动者,占所有病例 90% 以上。

2. 下腰部疼痛伴患侧下肢的坐骨神经痛,呈阵发性加剧。

3. 腰椎平坦,侧突改变,骶棘肌痉挛,腰部有选择性运动障碍和跛行。

4. 病变棘突痛(棘突偏歪向痛侧)、叩击痛,伴患肢的放射痛。

5. 直腿抬高试验低于 60°,直腿抬高加强试验阳性,足背屈试验阳性,椎管狭窄者可出现仰卧屈颈试验阳性。

6. 患侧下肢可出现腱反射减弱或消失,皮肤知觉减退和肌力减弱等改变。病程长者可出现患肢废用性肌肉萎缩。

7. 腰椎平片提示腰椎平坦,侧凸改变,椎间隙变窄或椎间隙左右不对称,病变椎间隙相邻上下两椎体的骨质增生,腰脊椎失稳,有轻度滑移等,可见脊柱侧弯。髓核造影可见破裂突出症;椎管造影可见神经袖充盈缺损或有压迹。

8. 对同时出现双下肢坐骨神经痛伴二便失禁,马鞍区麻木的病人,首先要考虑中央型巨大椎间盘突出症的可能性。(本型不属于水针刀微创疗法治疗范围,建议骨科手术治疗)。

【治则治法】中西结合,筋骨并重,活血化瘀,松解结节。

【操作步骤】

1. 水针刀针具 扁圆刃型水针刀。

2. 松解液 腰痛宁松解液 10～12ml 及高浓度三氧。

3. 水针刀针法 八字分离法、旋转分离法。

4. 具体操作步骤 按"一明二严三选择"操作规程,结合 X 线片或 CT 所示,首先令病人俯卧位,在病变腰椎周围,选取三个进针点。

a 针:椎间孔内口。位于棘突间旁开 1cm 左右,选用扁圆刃水针刀,快速纵行进针,透过筋膜层及黄韧带,旋转分离 3 针,与神经根平行"八"字切割 3 针,回抽无回血,注入腰痛宁松解液 3ml,可注射高浓度三氧 2～6ml,快速出针,贴创可贴(图下 4-4)。

b 针:关节囊处压痛点。水针刀纵行进针,逐层切开达关节囊 3～6针,回抽无回血,注入腰痛宁松解液 3ml,快速出针,贴创可贴(图下 4-5)。

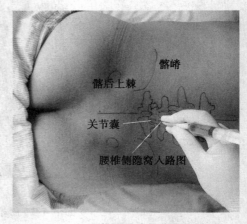

髂嵴

髂后上棘

关节囊

腰椎侧隐窝入路图

图下 4-4 腰椎间孔内口微创入路图

c针：椎间外口。位于棘突间旁开3.5cm左右，皮肤常规消毒后，"八"字入路法，水针刀针刃与脊柱夹角60°，快速无痛进针，逐层松解筋膜结节及横突间韧带，达椎间孔外口后，水针刀采用旋转分离法分离3~6针，回抽无回血，注射腰痛宁松解液5~6ml，注射中浓度三氧10~20ml。如果突出物过大并发椎管狭窄者，可选用勺状椎间孔筋骨针，按筋膜旋转撬拨法松解椎间外口3~6针，快速出针，贴创可贴（图下4-6）。

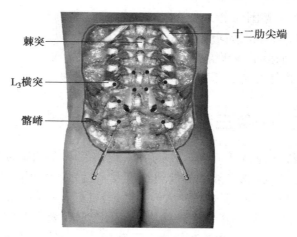

图下4-5 腰椎小关节囊微创入路图

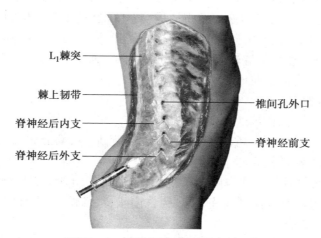

图下4-6 腰椎间孔外口微创入路图

同时可配合水针刀三氧微创融盘术治疗，然后在下肢腘绳肌筋膜间室及小腿三头肌筋膜间室反射点用筋膜弹拨法治疗。急性期可采用放血治疗，少量放血,而改善血液循环,促进新陈代谢作用。

【注意事项】

1. 术前中药外敷,术后局部中频照射,每日 1 次,每次 20 ~ 30 分钟。

2. 在椎间孔内口进针时,避免向内上提插进针,防止损伤蛛网膜及马尾神经。

3. 急性期全身制动,卧床休息 3 ~ 5 周。

4. 3 个月内禁止弯腰负重、骑单车。

5. 腰部制动,腰围固定 5 ~ 7 周。

6. 无论休息或运动要求肩臀水平位和腰臀水平位。

7. 脊椎平衡运动,每天倒走每次 30 分钟,每天 2 次。

8. 口服非甾体类抗炎药物及活血化瘀类中成药物。

第三节　腰椎术后综合征

腰椎术后综合征多见于腰椎手术后时,损伤了局部肌肉、肌腱、韧带,切除了棘突、椎板组织,损伤了局部的软组织以及术后瘢痕组织形成,破坏了脊柱正常结构的完整性,影响了脊柱的力学关系,脊柱处于一种失稳状态。或术后长期腰部固定,影响腰部正常生理功能,从而出现腰、背、臀部疼痛,有时可出现下肢放射性麻木、疼痛,可出现腰部及下肢功能障碍等一系列综合征。

本病是因为腰椎手术时切除了椎板、棘突、小关节突等,或者手术时损伤了局部的软组织以及术后瘢痕组织形成,破坏了脊柱正常结构的完整性及脊柱的稳定性,出现腰椎力学的改变,当人体受到动态的或者静态的损伤时,出现局部肌肉、肌腱、韧带等软组织受损,或者神经、血管受压迫,从而出现腰痛、背痛,同时可伴有向下肢放射的疼痛。

【诊断依据】

1. 患者腰部手术史。

2. 腰、背部僵硬、疼痛,弯腰活动受限,疼痛加重,部分瘢痕粘连过重,脊柱的背伸、侧弯活动困难。

3. 一部分脊柱侧方的瘢痕过深可累及坐骨神经出现下肢疼痛。

4. 部分可伴有腰骶部疼痛,出现男性阳痿、性欲低下,女性痛经、闭经、不育症等生殖系统病变。

5. 腰部动静触诊,棘间、后关节囊及腰臀部有明显压痛,直腿抬高试验阳性。

【治则治法】筋骨并重,活血化瘀,松解结节。

【操作步骤】

1. 水针刀针具　扁圆刃水针刀或筋骨针。

2. 松解液 腰痛宁松解液 10ml。

3. 水针刀针法 "八"字分离法及筋膜扇形分离法。

4. 具体治疗操作步骤 按"一明二严三选择"的操作规程,令患者俯卧位,腹下垫一薄枕,在原手术瘢痕处选取微创治疗点。a针:棘突两侧方及上下缘。b针:后关节囊外缘。c针:横突间肌、横突间韧带附着点及椎间孔外口(图下 4-7)。

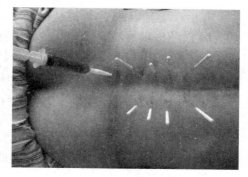

图下 4-7 腰椎术后综合征进针示意图

a针:在棘突两侧方及上下缘定点,常规消毒后,铺无菌洞巾,戴无菌手套,选取小号扁圆刃水针刀或筋骨针快速纵行进针,在棘突上下缘采用"八"字松解、"八"字分离法分离 9~12 针,在棘突两侧方采用扇形松解、扇形分离法分离 3~6 针,回抽注入腰痛宁松解液 3ml,快速出针,可以放瘀血,贴创可贴。

b针:在患节后关节囊外缘定点,选取扁圆刃水针刀或筋骨针快速纵行进针,逐层松解分离达关节囊内外缘,采用骨膜扇形分离法分离 3~6 针,回抽注入腰痛宁松解液 3ml,快速出针,可以放瘀血,贴创可贴。

c针:在横突间肌、横突间韧带附着点及椎间孔外口定点,选取扁圆刃水针刀或筋骨针,在横突间肌、横突间韧带附着点采用快速纵行进针,采用骨膜扇形分离法分离 3~6 针,在椎间孔外口部位采用"八"字进针法,逐层切松解分离,达椎间孔外口行"八"字松解、"八"字分离法分离 3~6 针,回抽注入腰痛宁松解液 3ml,快速出针。用火罐放局部瘀血后,贴创可贴。

【注意事项】

1. 术前中药外敷,术后中频照射,每日 1 次,每次 20~30 分钟。

2. 在棘突间治疗时,进针不宜过深,以免损伤脊髓。

3. 在椎间孔外口治疗时,必须采用"八"字分离法,以免损伤局部神经血管。

4. 注意适当休息,劳逸结合,治疗后应坚持睡硬板床。

第四节　坐骨神经痛

坐骨神经痛是指坐骨神经通路及其分布区的疼痛,可分为原发性和继发性两种。原发性者多与感染有关,受冷常为诱发因素;继发性者主要由其邻近组织病变(如腰椎间盘突出、脊柱关节炎、小关节错位及梨状肌卡压等部位病变)所引起。

在治疗学方面,按坐骨神经行程可分为三种类型。

1. 根性坐骨神经痛 主要是指坐骨神经根离开硬膜囊,到穿出椎间孔外口这段距离而出现的疼痛,称为根性坐骨神经痛,多见于腰椎间盘突出症等。

2. 丛性坐骨神经痛 是指坐骨神经离开椎间孔以后,到穿出坐骨大孔之间,主要由 L_{4-5} 神经前支、S_1 及 S_2 脊神经前支一部分构成,多见于骶下关节半错位。

3. 干性坐骨神经痛 主要是指坐骨神经穿出坐骨大孔,到膝关节后菱形窝中段,分为胫后神经和腓总神经分叉处,多见于梨状肌综合征。

【诊断依据】

1. 多见于中老年,无明显外伤史。

2. 疼痛往往自腰部开始,向下放射,疼痛一般不超过膝关节,少数可放射到小腿外侧和足部。

3. 患侧臀部不敢坐椅,站立时身体向健侧倾斜。臀部局部压痛明显,可沿坐骨神经走向放射至足部。

4. 直腿抬高试验和加强试验阳性,后期可见患侧肌萎缩。

5. 三指触诊法,见坐骨神经出口处梨状肌(即环跳穴)压痛,坐骨结节压痛,腘绳肌群筋膜增厚、紧张压痛,腘窝上方可有肿胀结节。

6. X 线片可出现骨盆倾斜偏歪、骶髂关节半错位,或尾椎偏歪。

【治则治法】筋骨并重,活血通络,松解结节。

【操作步骤】

1. 水针刀针具 扁圆刃水针刀或筋骨针。

2. 松解液 软损宁松解液 4 ~ 6ml。

3. 水针刀针法 "八"字分离法及筋膜扇形分离法。

4. 具体治疗操作步骤 按水针刀微创三针法的"十六字要领"规程,令患者俯卧位,选取微创三针点。a 针:在坐骨神经出口处,梨状肌中下点;b 针:在腘绳肌群筋膜中点(相当于殷门穴);c 针:在菱形窝中点(相当于委中穴)。

a 针:取扁圆刃水针刀快速进针达筋膜层,松解筋膜结节三针,然后进入坐骨神经出口,旋转分离松解 3 ~ 6 针,针下有松动感,注射松解液 2ml,出水针刀,贴创可贴。

b 针:纵行进水针刀,达腘绳肌筋膜间隙中点,应用筋膜弹拨分离 3 ~ 6 针,不提插,不横切,回抽注药 1ml,出水针刀,贴创可贴。

c 针:在菱形窝中点,纵行进针达筋膜层,弹拨分离 3 ~ 6 针,不提插,不横切,回抽注药 1ml,出水针刀,贴创可贴。每周 2 次,3 ~ 5 次为 1 个疗程(图下4-8、图下 4-9)。

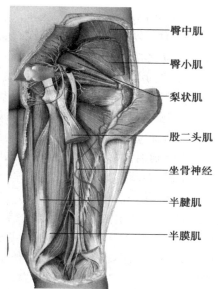

臀中肌

臀小肌

梨状肌

股二头肌

坐骨神经

半腱肌

半膜肌

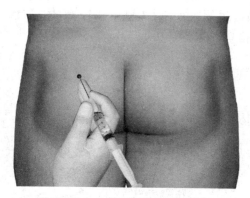

图下 4-8　坐骨神经痛进针示意图

图下 4-9　坐骨神经痛微创入路图

对于病程长者,水针刀骶后孔松解分离术,注射中度三氧 10ml,患侧给予手法按摩,每次 10～15 分钟,每日 1～2 次,10 次为 1 个疗程。

【注意事项】

1. 术前中药外敷,术后中频照射,每日 1 次,每次 20～30 分钟。

2. 在坐骨神经出口处进针,避免提插切割,防止损伤坐骨神经。

3. 注意适当休息,劳逸结合,治疗后应坚持睡硬板床。

第五节　腰 肌 劳 损

　　腰肌劳损又称功能性腰痛,指无典型外伤史的腰部慢性损伤,如腰骶部的肌肉、筋膜、韧带、小关节等软组织因积劳而致的慢性损伤。以发病缓慢,腰部酸痛,不能耐劳为特点。属中医学"痹症"、"痿症"等范畴。筋骨三针法治疗本病疗效确切、安全可靠。

　　腰肌劳损实际是腰部肌肉的损伤。腰部肌肉包括背部浅层的背阔肌、中层的竖脊肌、腰方肌和深层的腰大肌。腰大肌位于腰椎的前面腹侧,起于第十二胸椎及全部腰椎侧面的横突根部,其纤维走向下外方,经腹股沟韧带之深面,止于股骨小粗隆腰方肌,起于髂腰韧带,髂骨嵴后部,止于十二肋内侧二分之一的下缘,胸 12 椎体及腰椎 1、2、3 的横突尖部。

【诊断依据】

1. 有长期腰痛史,反复发作;其特点是:持续性隐痛、钝痛、酸痛。

2. 腰部酸痛不适,在劳累后或阴雨天加重。

3. 部分患者在骶髂后面、骶骨后部臀肌处或腰椎横突处有压痛。

4. X线摄片无特殊显示(除骨疾病),实验室检查无阳性指标。

5. 腰痛呈波浪式,即稍活动时减轻,过累则加重,休息可减轻,但休息过久痛又加重。

【治则治法】活血化瘀,松解结节。

【操作步骤】

1. 针具 扁圆刃筋骨针。

2. 筋骨针手法 按筋膜扇形分离法。

3. 具体操作步骤 按"一明二严三选择"操作规程,令患者俯卧于治疗床上,在腰 2、3、4 横突背面,使用三点定位法在腰 2~3、腰 3~4、腰 4~5 关节囊外侧方竖脊肌中点左右分别各定三点。皮肤常规消毒后,快速纵行进针达筋膜层,应用筋膜弹拨分离法,松解 3~6 针,筋骨针可以留针候气 10~15 分钟,快速出针,贴创可贴(图下 4-10、图下 4-11)。

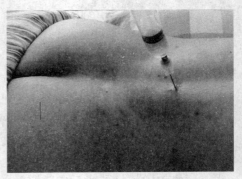

图下 4-10 腰肌劳损进针示意图

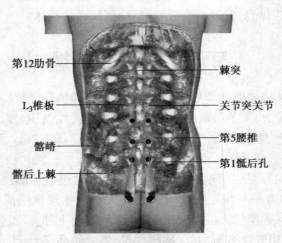

第12肋骨

棘突

L₃椎板

关节突关节

髂嵴

第5腰椎

第1骶后孔

髂后上棘

图下 4-11 腰肌劳损微创入路图

在筋骨针治疗的同时,可配合灸法,给予推拿手法配合治疗,每次 15~30 分钟,每日 1 次,10 次为 1 个疗程。中药内服独活寄生汤,加狗脊、威灵仙、千年健。

【注意事项】

1. 术前中药外敷,术后局部中频照射,每日 1 次,每次 20~30 分钟。

2. 筋骨针在腰部治疗时,严格掌握深度,防止损伤内脏。

3. 在脊柱两侧治疗,针体与脊柱平行进针,避免提插切割。切勿损伤神经。

第六节 腰肋韧带损伤

腰肋韧带损伤是由于腰背部过度频繁的屈伸运动、急性外伤都会造成腰肋韧带受损。引起病人患侧腰背筋膜深层带状性疼痛,牵涉痛,病人不能弯腰工作。腰部被迫后伸以缓解疼痛。水针刀微创疗法治疗本病具有确切疗效。

腰肋韧带位于腰方肌前面,又称腰方肌筋膜。筋膜的内侧附于腰椎横突尖,向下附于髂腰韧带和髂嵴后份,上部增厚呈弧形附着于第 2 腰椎横突与第 12 肋之间,谓之腰肋外侧弓状韧带,其内侧为跨越腰大肌表面附着于第 1 腰椎侧面与第 2 腰椎横突之间的腰肋内侧弓状韧带。

【诊断依据】

1. 多见于青壮年弯腰劳动者,有长期腰肋疼痛史。

2. 其特点是腰肋痛呈波浪式酸痛,反复发作,休息时减轻、劳累后加重,经常改变体位时减轻。

3. 腰部酸痛不适,在劳累后或阴雨天加重,温暖后或稍活动时减轻。有时在咳嗽或增加腹压时能诱发臀部或大腿后痛。

4. 局部有压痛。常见表现有:腰肋部酸痛、钝痛、部分刺痛或烧灼痛。

【治则治法】 筋骨并重,活血化瘀,松解结节。

【操作步骤】

1. 针具 扁圆刃水针刀。

2. 水针刀针法 按筋膜扇形分离法。

3. 具体操作步骤 按"一明二严三选择"操作规程,令患者俯卧于治疗床上,选腰肋三针点。

a 针:在胸 11~12 棘突下缘,选扁圆刃水针刀,皮肤常规消毒后,向外下方快速纵行进针达筋膜层,应用筋膜扇形分离法逐层松解筋膜结节 3~6 针,针下有松动感后,快速出针,贴创可贴。

b 针:腰 3 横突尖端,选扁圆刃水针刀,皮肤常规消毒后,快速纵行进针达筋膜层,应用筋膜扇形分离法逐层松解筋膜结节 3~6 针,针下有松动感后,快速出针,贴创可贴。

c针:髂嵴上方,选扁圆刃水针刀,皮肤常规消毒后,向髂嵴上方快速纵行进针达筋膜层,应用筋膜扇形分离法逐层松解筋膜结节 3~6 针,针下有松动感后,快速出针,贴创可贴(图下 4-12、图下 4-13)。

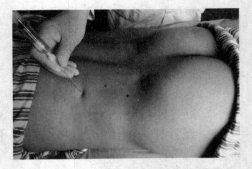

图下 4-12　腰肋韧带损伤进针示意图

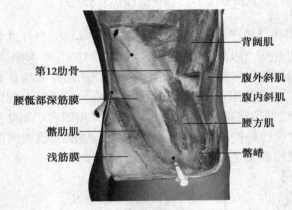

图下 4-13　腰肋韧带损伤微创入路图

术后给予手法按摩,每次 15~30 分钟,每日 1 次,10 次为 1 个疗程。中药内服桃红四物汤,加狗脊、威灵仙、千年健。

【注意事项】

1. 术前中药外敷,术后局部中频照射,每日 1 次,每次 20~30 分钟。

2. 筋骨针在腰 3 横突尖端治疗时,严格掌握深度,防止进针腹腔,伤及内脏。

第七节　骶髂关节炎

骶髂关节炎,为腰骶部疼痛病中常见病、多发病,多见于中老年人,尤其是中年女性多见,大多数的骶髂关节炎并不是单独的一个疾病,而是由其他疾病引起的,多由于关节损伤、慢性劳损、风湿、强直性脊柱炎发病初期等症状引起所致。水针刀微创疗法松解骶髂筋膜,注射松解液具有确切疗效。

骶髂关节是由骶骨与髂骨的耳状面相对而构成,属微动关节。关节面凸凹不平,互相嵌合十分紧密,关节囊坚韧,并有坚强的韧带加固。主要的韧带是骶髂骨间韧带,位于关节面的后上方,连结于相对的骶骨粗隆和髂骨粗隆之间。在关节的前后还分别在骶髂前韧带和骶髂后韧带加强。骶髂关节的这些结构特征,增强了该关节的稳固性,在一定程度限制了关节的活动,从而有利于重力通过该关节向下肢传递,以及自高处着地或跳跃时起缓冲冲击力及震荡的作用。

【诊断依据】

1. 大多为慢性间歇性病程经过。

2. 早期症状主要为骶髂疼痛,常呈钝痛性质,可持续性或阵发性出现。

3. 腰部向患侧屈、前屈或旋转时往往使疼痛加剧。

4. 病者常不能久坐或久站,走路也较困难。

5. 骶部痛可逐渐向腰部或沿坐骨神经的径路向臀部及下肢后侧放射,有时亦可伴有股神经痛。

6. 常见步态改变,如小步行走,并力求将身体重心移向健侧;若为双侧性病变,其步态则可呈鸭步。

7. 臀部的肌肉多显松弛,偶有臀部及小腿肌肉轻度萎缩。髂后上、下棘之间,即骶髂后隙。

8. 触诊见骶臀点及坐骨神经干常有显著的压痛,有时股神经及闭孔神经亦有压痛。

9. 股神经分布区内感觉过敏或减退。

10. 骶髂关节试验阳性。

11. X线片示骶髂关节毛糙间隙变窄或伴有融合征。

【治则治法】筋骨并重,活血化瘀,松解结节。

【操作步骤】

1. 水针刀针具　扁圆刃型水针刀。

2. 松解液　骨康宁松解液 3～6ml。

3. 水针刀针法　筋膜扇形分离法。

4. 具体操作步骤　按水针刀微创疗法"一明二严三选择"规程,结合 CT 片所示,令患者俯卧位,三针法定位。a 针、b 针:在腰骶部髂关节骨性边缘;c 针:髂后上棘痛点处。局部常规消毒后,取扁圆刃水针刀,进针方向与骶髂关节间隙平行,快速透皮刺入,逐层松解分离,达骶髂关节后韧带,筋膜扇形分离 3～6 针,遇硬结逐层切开,然后以骶髂关节间隙为中心线向两侧,行筋膜扇形分离 3～6 针,回抽后注入骨康宁松解液 2ml,注射中度三氧 5～10ml,快

速出针,贴创可贴(图下 4-14、图下
4-15)。

患侧骶髂筋膜粘连广泛者,选用
扁圆刃筋骨针,在髂后上棘内缘斜行
进针,达筋膜层,筋膜扇形分离 3~6
针,注射中浓度三氧 5~10ml,术毕
出针,贴创可贴。同时,可给予推拿
手法,每次 15~20 分钟,每日 1~2
次,10 次为 1 个疗程;骶髂关节错位,
给予手法复位。

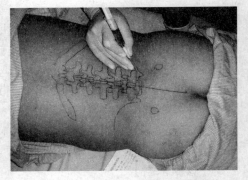

图下 4-14　骶髂关节炎进针示意图

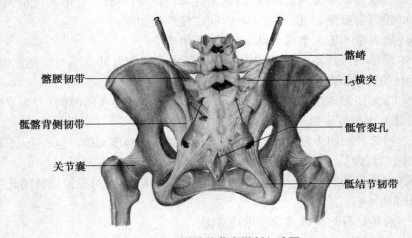

髂腰韧带

骶髂背侧韧带

关节囊

髂嵴

L$_5$横突

骶管裂孔

骶结节韧带

图下 4-15　骶髂关节炎微创入路图

【注意事项】
1. 术前中药外敷、术后局部中频照射,每日 1 次,每次 20~30 分钟。
2. 注意适当休息,劳逸结合。

第八节　骶尾部损伤

骶尾椎损伤综合征是一种骨科常见病,是由于骶尾部的跌扑伤、挤压伤,
造成尾骨偏歪、移位,从而牵拉了骶尾椎前方的骶丛神经支及末端椎前及椎后
交感神经节所构成的奇神经节,引起了临床中骶尾部疼痛及男、女性生殖病综
合征。

尾骨属于脊柱下端、末端尾状椎骨,纵观脊柱整体呈悬吊状。由 4 块退化

的尾椎融合而成,上接骶椎,其周边附有骶结节韧带、骶棘韧带、骶结节韧带纤维呈扇形,起于骶尾骨的侧缘,集中附于坐骨结节内侧缘,骶棘韧带位于骶结节韧带的前方。两条韧带对于维持骨盆的稳定有重要意义。两韧带前方有骶丛神经末端及椎前交感神经节构成的奇神经节。

【诊断依据】

1. 多见于从事长期坐位工作者,如办公人员、出纳员、打字员等,或从事长期坐位震荡工作者,如矿区的司机,山区的拖拉机手等职业。容易造成骶尾椎挤压伤,跌扑伤。

2. 表现为尾骨尖部持续性钝痛、隐痛或灼痛,有时向臀部及腰骶部扩散。

3. 当快速坐下、起立、走路或大便时,疼痛可以加重。患者常因持续不断疼痛,而影响日常生活。

4. 女性多于男性,与女性的骨盆解剖结构特殊性有关。

5. 部分女性伴有痛经、闭经、不孕症等。

6. 男性伴有阳痿、性欲低下、性功能障碍等症状。

7. 骶尾部触诊时,骶髂筋膜区软组织结节、增厚,呈筋膜结节疝,尾骨偏歪、移位、后翘或钩状,伴有胀痛、压痛、触及痛等。

8. X线检查见正侧位平片显示尾椎偏歪或错位,部分呈钩状改变。

【治则治法】筋骨并重,活血化瘀,松解结节。

【操作步骤】

1. 水针刀针具 扁圆刃水针刀。

2. 松解液 软损宁松解液 5ml。

3. 水针刀针法 筋膜弹拨分离法。

4. 定点 a 针、b 针:在骶骨角两侧方各一针;c 针:在尾骨前方,骶前筋膜附着点,相当于尾骨尖端与肛门交点的中后 1/3 点。

5. 具体操作 取患者俯卧臀高胸低体位,局部皮肤常规消毒后。

a、b 针:按"八"字入路法,快速透皮刺入,逐层进针,逐层分离,在筋膜处行筋膜弹拨分离法松解 3 ~ 6 针,回抽注射软损宁松解液 2ml,快速出针,贴创可贴。

c 针:水针刀于尾骨尖端与肛门交点的中后 1/3 点处,60° 角向后上方入路,紧贴尾骨前缘快速进针,逐层松解分离,在筋膜处行筋膜弹拨分离法,松解 3 ~ 6 针,回抽注射软损宁松解液 1 ~ 2ml,快速出针,贴创可贴。每 1 周 2 次,2 ~ 3 次为 1 个疗程(图下 4-16、图下 4-17)。

【注意事项】

1. 术前中药外敷、术后局部中频照射,每日 1 次,每次 20 ~ 30 分钟。

2. 在尾骨前方治疗时,进针不宜过深,水针刀方向不能向前。

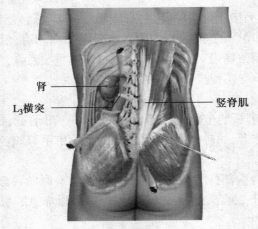

肾

L₃横突

竖脊肌

图下 4-16　腰骶部竖脊肌损伤微创入路图

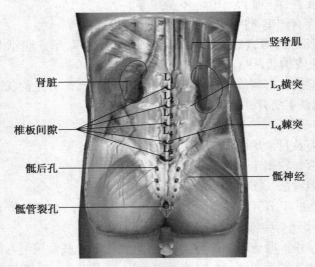

竖脊肌

肾脏

L₃横突

椎板间隙

L₄棘突

骶后孔

骶神经

骶管裂孔

图下 4-17　骶管微创入路图

3. 注意适当休息,劳逸结合。

4. 对于病程长者,可配合生殖病诊疗区、生殖病对应区及生殖泌尿点配合药磁线留置。

5. 对于尾骨明显错位者,配合手法整复偏歪的尾骨。

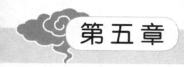

第五章

臀及下肢疾病

第一节　臀上皮神经痛

臀上皮神经痛,因该神经常受创击伤、挤伤,扭转等摩擦牵扯致伤,产生无菌性炎症,而产生的一种临床疼痛综合征,在临床上并不少见。

臀上皮神经为感觉神经,由腰 1~3 神经后外侧支构成。臀上皮神经从起点到终止,大部分走行在软组织中,然后在皮下继续下行并跨越髂嵴中部至臀部,在股骨大转子与第 3 腰椎间连线交于髂嵴处平行穿出深筋膜,分布于臀部皮下筋膜层。

【诊断依据】

1. 有慢性腰部劳损史。

2. 主要临床症状为腰臀部疼痛及活动受限。

3. 腰臀部疼痛常常是持续发生的;急性期时腰臀部疼痛明显加剧。

4. 伴有大腿后牵涉性疼痛,但疼痛不超过膝关节以下。

5. 触诊见腰臀部固定压痛点,压痛点在髂嵴下、臀中肌处、髂后上棘前缘,可触及到条索或沟槽。

6. 弯腰拾物试验阳性。

【治则治法】筋骨并重,活血化瘀,松解结节。

【操作步骤】

1. 水针刀针具　扁圆刃水针刀。

2. 松解液　软损宁松解液 4~6ml。

3. 水针刀针法　筋膜弹拨分离法。

4. 具体操作步骤　按"一明二严三选择"的操作规程,结合 X 线片所示,令患者侧卧位,三针法定位。a 针:臀部髂嵴下,b 针、c 针:髂后上棘寻找阳性压痛点为治疗点,皮肤常规消毒后,垂直快速进针,进针达筋膜层至结节,应用筋膜弹拨分离法每点松解 3 ~ 6 针,注射软损宁松解液 1 ~ 2ml,快速出针,贴创可贴。每周 2 次,2 ~ 3 次为 1 疗程(图下 5-1)。

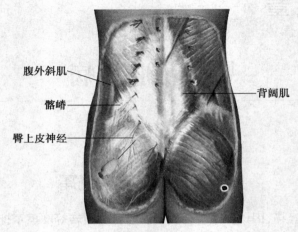

图下 5-1 臀上皮神经痛微创入路图

【注意事项】

1. 术前中药外敷或蜡疗,术后局部中频照射,每日 1 次,每次 20 ~ 30 分钟。

2. 在臀上皮神经出口处进针时避免提插切割,防止损伤臀上动脉。

第二节 臀中肌损伤

臀中肌损伤发生于臀中肌的肌筋膜炎。日常生活中的躯干活动如弯腰、活动及行走时,臀中肌都起很重要的作用,因而当突然改变体位时,容易损伤,引起臀部疼痛的临床症状。

臀中肌为臀部中层肌肉。全肌呈扇形,上缘肌纤维起于髂骨翼外面臀下线和臀后线之间,止于股骨大粗隆尖部的外侧面。其作用是外展大腿,并协助前屈内旋和后伸外旋。单足站立时,此肌能保证骨盆在水平位的稳定,对维持正常站立和行走作用极大。

臀中肌综合征主要为急慢性损伤或暴力损伤,臀中肌局部组织充血水肿,少量出血,炎性渗出、机化、粘连,刺激摩擦周围血管神经束,而出现临床综合征。

【诊断依据】

1. 臀中肌损伤有慢性损伤史或外伤史。

2. 髂腰部局限性疼痛,下肢有轻微疼痛及麻木感。

3. 触诊见臀中肌附着点疼痛、局限性压痛,多不伴有牵涉性疼痛。

4. 髋关节外展试验见患侧臀中肌附着点疼痛加重。

【治则治法】筋骨并重,活血化瘀,松解结节。

【操作步骤】

1. 水针刀针具 扁圆刃水针刀与扁圆刃筋骨针。

2. 松解液 软损宁松解液 3 ~ 4ml。

3. 水针刀针法 筋膜扇形分离法。

4. 具体操作步骤 按"一明二严三选择"的操作规程,令患者侧卧治疗床上,患侧膝关节屈曲在上,健侧下肢伸直在下。大粗隆上方痛处为治疗点。局部皮肤常规消毒,选择扁圆刃筋骨针,进针方向与臀中肌纤维平行,垂直快速刺入,逐层松解分离筋膜结节,达骨面采用筋膜扇形撬拨法,然后应用水针刀扇形松解筋膜结节 3 ~ 6 针,回抽无回血,注射软损宁松解液 1 ~ 2ml,注入中浓度三氧 5 ~ 10ml,然后按揉 3 ~ 5 分钟,快速出针,贴创可贴(图下 5-2)。

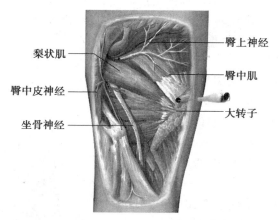

图下 5-2 臀中肌损伤微创入路图

【注意事项】

1. 术前中药外敷或蜡疗,术后局部中频照射,每日 1 次,每次 20 ~ 30 分钟。

2. 在进行时避免向大转子内下方提插切割过深,防止损伤坐骨神经及血管。

第三节 梨状肌损伤

梨状肌损伤是指梨状肌急性创伤、慢性劳损或炎症性肿胀,使肌腹形成纤维束带或瘢痕条索、梨状孔狭窄,以及梨状肌上下孔粘连、挛缩、结节,压迫其间的坐骨神经、血管等,而产生的单侧臀、腿疼痛为主的病症。

梨状肌位于臀部,起自骶骨前面,经坐骨大孔向外,止于股骨大转子内上方,是髋关节外旋肌,并有助外展后伸作用。该肌受骶1、2神经支配。

多由于髋关节过度内、外旋或外展,尤其是在下肢内旋、外展或由蹲位突然直立时,易使梨状肌过度牵拉,使梨状肌过度急剧不协调而致损伤,损伤后充血、水肿、痉挛、肥厚、组织内压增高,对邻近组织产生压迫,直接影响梨状肌上、下孔通过的神经血管,尤其是对坐骨神经影响最大。

【诊断依据】

1. 有外伤史或慢性劳损史。

2. 单侧或双侧梨状肌上、下孔通过的神经和血管有受压的症状。

3. 臀部疼痛,可向下放射扩散到下肢小腿外侧。

4. 压痛点在梨状肌的表面投影区(坐骨神经出口位于:大粗隆与坐骨结节连线中内上 1/3 上方的 2.5 ~ 4cm)。

5. 梨状肌紧张试验阳性,即内旋患侧下肢,可诱发臀腿痛。

6. 患侧直腿抬高试验,在 60° 以内疼痛明显,超过 60° 时,疼痛反而减轻。

【治则治法】筋骨并重,活血化瘀,松解结节。

【操作步骤】

1. 水针刀针具 扁圆刃水针刀。

2. 松解液 软损宁松解液 4 ~ 5ml。

3. 水针刀针法 筋膜弹割分离法。

4. 具体操作步 按"一明二严三选择"的操作规程,令患者俯卧位,三针定位。

a针:大转子尖端内上方;b针:坐骨神经出口处(大粗隆与坐骨结节连线中内上 1/3 处),局部皮肤常规消毒后,戴无菌手套,铺无菌洞巾,选扁圆刃水针刀,快速纵行进针达筋膜层,逐层松解分离筋膜结节,然后达梨状肌中下点,个别出现坐骨神经向下放射时,行筋膜旋转分离法松解 3 ~ 6 针,注射软损宁松解液 1 ~ 2ml,注射中浓度三氧 5 ~ 10ml,快速出针,贴创可贴(图下 5-3)。

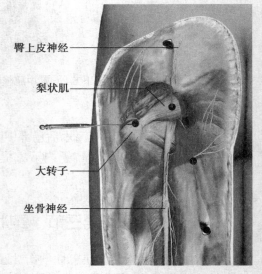

臀上皮神经

梨状肌

大转子

坐骨神经

图下 5-3 梨状肌损伤微创入路图

【注意事项】

1. 术前中药外敷或蜡疗,术后局部中频照射,每日 1 次,每次 20～30 分钟。

2. 在坐骨神经出口进针时,避免提插切割,防止损伤坐骨神经。

3. 注意局部保暖,避免风寒刺激。

第四节 股骨头无菌性坏死症

股骨头无菌性坏死症是骨伤科常见病、疑难病,又名"无菌性股骨头坏死"。多见于长期抽烟饮酒的青壮年男性。主要病变是股骨头骨骺坏死,死骨吸收后为肉芽组织所代替,最后股骨头失去其原有的密度而致塌陷成扁平畸形,韧带中心血管多呈闭锁不通的病理变化。已经严重威胁着患者的身体健康。

本病属于中医"骨蚀"范畴,引发本病的原因有很多,主要是以下几个方面。①医源性多见于长期皮质激素所致;②食源性:长期大量的饮酒及高脂食物;③外伤性:髋部创伤如髋关节脱位和股骨颈骨折;④内科疾病、肾脏和代谢性疾病:如胰腺炎,血液病,痛风。本病发病率近年来呈上升趋势,受到国内外医学界共同关注。

髋关节是人体最大的球窝(杵臼)关节,由髋臼和股骨头组成,连结骨盆与下肢。关节周围有强大的关节囊、韧带和肌肉保护。关节囊强大厚韧,近端附着于髋臼唇及髋臼下缘的横韧带,远端前面附着于转子间线,后面附着于股骨颈中外 1/3 交界处。关节前面有坚强的髂股韧带,前内侧有耻股韧带,后方有坐股韧带,还有窝股骨头韧带和髋臼下缘的髋臼横韧带等加固关节囊。

股骨头坏死是由于各种因素引起的股骨头周围的无菌性炎症,造成骨质内的充血水肿,导致骨松质及软骨内血流动力的压力升高,引起松质骨内静脉窦样扩张、囊性变、间质水肿,骨小梁的坏死及病理修复。同时加重静脉回流障碍及组织压迫,形成骨代谢障碍、骨组织结构改变,引起股骨头坏死及骨内高压征,出现临床症状。

【诊断依据】

本病无论是外伤性、医源性或食源性,主要症状与体征表现在以下几方面。

1. 早期无症状期,髋关节无疼痛,无功能障碍,临床表现为正常关节。

2. 髋关节疼痛,临床中期时,髋关节出现周期性疼痛,主要为骨内高压所致,疼痛部位在髋关节前方,侧方或后方,沿大腿前内侧向膝关节内侧放射。外展及伸直髋关节时疼痛加重。寒冷时疼痛加重。

3. 肌痉挛,多侵犯内收肌。髋关节屈曲、内收与外旋畸形。肌肉痉挛引起,以后关节囊萎缩变为永久性畸形。内收畸形可引起患肢短缩,导致腰椎侧倾。

4. 不同程度的跛行期,临床晚期,关节僵硬,活动明显受限,因股骨头畸形,有持续性跛行。站立和走路时需拐杖支持体重。

5. 髋关节试验阳性,患侧检查时髋关节 4 字试验,髋关节背伸试验阳性,骨盆挤压阳性。触诊按压可见髋部压痛,在髋关节前方及大粗隆与坐骨结节之间。

6. X 线片显示早期骨密质轻度改变,大部分无阳性改变;中期髋关节出现间隙不等,股骨头不同程度的骨质坏死,部分塌陷;晚期股骨头变扁,髋关节间隙增大,头半脱落。

【治则治法】中西结合,筋骨并重,活血化瘀,松解结节。

【操作步骤】

1. 水针刀针具 扁圆刃水针刀或筋骨针。

2. 松解液 骨康宁松解液 6～9ml。

3. 水针刀针法 骨膜旋转分离法。

4. 具体操作步骤 按"一明二严三选择"的操作规程,结合 X 线片或 CT 所示,进行三针定位。a 针:关节囊前方点:在耻骨结节与大粗隆连线中外三分之一处;b 针:关节囊侧方点:在病侧大转子骨顶点至髂前上棘连线中点;c 针:关节囊后方点:在髂后上棘与大粗隆后连线中下三分之一处。

a 针:患者仰卧位,常规消毒后,取扁圆刃水针刀,斜行 60° 向内上进针,避开股三角。快速透皮后,松解筋膜结节三针,达髋关节关节囊后,行旋转分离法松解 3～6 针,回抽注药,注射骨康宁 1～2ml,可回抽注射中度三氧 8～10ml,快速出针,贴创可贴。

b 针:患者侧卧位、常规消毒后,取扁圆刃水针刀,快速纵行进针松解筋膜结节三针,达关节关节囊后,行旋转分离法松解 3～6 针,回抽注药,注射骨康宁 1～2ml,可回抽注射中度三氧 8～10ml,快速出针,贴创可贴。

c 针:患者俯卧位、常规消毒后,取扁圆刃水针刀,快速纵行进针松解筋膜结节三针,达关节囊后,行旋转分离法松解 3～6 针,回抽注药,注射骨康宁 1～2ml,可回抽注射中度三氧 8～10ml,快速出针,贴创可贴(图下 5-4)。

如果患者疼痛重,伴有骨内高压症状,在大粗隆点根据筋骨三针法定位,皮肤常规消毒分层局部麻醉后,选用棱形筋骨针,按骨膜旋转分离法,旋转钻孔达骨髓腔,放血后,应用水针刀松解后注射三氧,术后按揉治疗点 1～2 分钟,以改善股骨头关节内长期缺氧状态,消除无菌性炎症,每周 2 次,3～4 次为1 个疗程(图下 5-5)。

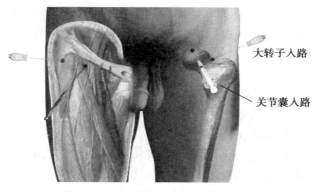

大转子入路

关节囊入路

图下 5-4　股骨头坏死症微创入路图

在治疗的同时配合口服多种维生素、含糖钙片、鱼肝油、21 金维他、酚妥拉明、同时可服用中药六味地黄丸等。同时口服活血化瘀强筋壮骨中药。

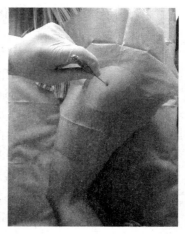

图下 5-5　筋骨针减压术治疗股骨头坏死进针示意图

【注意事项】

1. 术前中药外敷或蜡疗,术后局部中频照射,每日 1 次,每次 20 ~ 30 分钟。

2. 水针刀在关节囊前方治疗时,避免提插切割,防止损伤血管神经。

3. 保证卧床休息和下肢牵引,每天至少要保证 3 ~ 4 小时。每 2 小时牵引 1 次,间歇 2 小时,至少 3 个月。

4. 在治疗期间,半年内避免患肢负重。

第五节　大转子滑囊炎

大转子滑囊炎是临床上较常见的髋关节周围的滑囊炎之一,多见于经常剧烈运动或常期感受寒冷刺激的中青年人。股骨大转子周围有 3 ~ 4 个滑囊,位于臀大肌腱附着点与大转子后外侧骨突之间,臀大肌浅深转子囊最大,也最容易损伤。虽没有其他部位的滑囊发病率高,其症状却较明显。水针刀微创针法治疗大转子滑囊炎疗效确切。

大转子,是股骨颈与体连接处上外侧的方形隆起,呈四边形,投影于颈干结合的外上部。后上区投影于颈后表面附近上部,其中间表面有粗糙转子窝。大转子近端位于髂结节下约一手宽度处。股骨头中央水平面,有一个前部粗糙痕迹。其表面被一倾斜且扁平上位的宽线分开,此线横过其表面向前下。大转子表面可以触摸到,尤其肌肉松弛时,大转子窝偶尔有结节或外生骨疣。

【诊断依据】

1. 有髋关节慢性劳损史。

2. 发病时股骨大粗隆处肿胀、隐痛不适。

3. 不敢向患侧睡卧,踢腿则疼痛剧烈。

4. 夜间症状加重,滑囊明显肿胀时大转子后方的凹陷消失。

5. 患者常采取屈髋、患肢外展和外旋体位以缓解疼痛。

6. 触诊见大转子局部压痛,局部可触及肿块。

7. X 线照片亦有助于诊断和鉴别诊断,必要时行穿刺检查。

【治则治法】筋骨并重,化瘀消肿,松解结节。

【操作步骤】

1. 水针刀针具 根据病人肌肉厚薄,选取樱枪型水针刀。

2. 松解液 囊肿消松解液 4～5ml。

3. 水针刀针法一点三刀通透法。

4. 具体操作步骤 按水针刀"一明二严三选择"操作规程,在患侧髋关节大转子后外侧阳性结节点,选择治疗点,局部皮肤局部常规消毒后,取樱枪水针刀,按斜行进针法,快速无痛进针,逐层进针,有落空感时,即达大转子滑囊,若有滑液,抽取后行一点三针通透法松解 3 针,然后注入囊肿消松解液 3～5ml,注入中浓度三氧 10ml 左右,快速出针,贴创可贴,1～3 次为 1 个疗程(图下 5-6)。

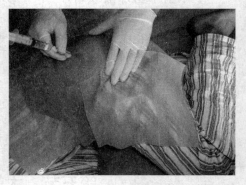

图下 5-6 大转子滑囊炎进针示意图

【注意事项】

1. 术前中药外敷,术后局部中频照射,每日 1 次,每次 20～30 分钟。

2. 水针刀治疗时,应严格消毒,进针方向与下肢平行进针。

第六节 大粗隆疼痛综合征

大粗隆疼痛综合征,是指大粗隆区附着的肌腱组织。当慢性劳损,使大粗隆区肌腱受到刺激,发生无菌性炎征,引起的肌腱挛缩,使该区域的血管、神经束受到卡压,引起一系列的临床症状。

大粗隆位于股骨外上方,当外旋髋关节时,可摸到在皮下转动的大转子,两侧大转子尖的连线位于耻骨嵴平面。大粗隆附着的肌肉有:臀大肌、臀中肌、臀小肌、梨状肌,以及坐骨束韧带,股方肌等。

大粗隆的功能主要是髋关节外展、后伸、外旋,当这些肌肉收缩时,牵拉大粗隆肌腱。

【诊断依据】

1. 有髋关节慢性劳损史。

2. 大粗隆区顶端附近疼痛,酸胀不适。

3. 疼痛向前放射到腹股沟区,向后放射到骶髂关节部位,或大腿外侧。

4. 患肢抗阻力外展试验和脊柱前屈试验,可引起大粗隆区疼痛。

5. 触诊按压大粗隆顶端,压痛明显,部分伴有筋膜增厚。

6. X线检查大粗隆区可有皮质轻度软组织钙化。

7. 血沉及常规化验均正常。

【治则治法】化瘀消肿,松解结节。

【操作步骤】

1. 水针刀针具　扁圆刃水针刀。

2. 松解液　软损宁松解液 3～5ml。

3. 定位法　腹股部三点定位。

4. 水针刀针法　骨膜扇形分离法。

5. 具体操作步骤　按"一明二严三选择"的操作规程,在患侧大粗隆区(即大转子区),反复检查,一般在大粗隆区尖端部阳性结节点定位治疗点。局部皮肤常规消毒后,戴无菌手套,铺无菌洞巾,选取扁圆刃水针刀,斜行进针达筋膜层,逐层分解筋膜结节,按筋膜扇形分离法,松解 3～6 针,注射软损宁松解液 3ml,快速出针,贴创可贴(图下 5-7、图下 5-8)。

对于病程长粘连范围广,选用扁圆刃筋骨针,用筋膜扇形撬拨法,要充分松解被卡压的血管、神经束周围的组织,注入中度三氧 10ml 左右,以增加气体松解,同时可以改善病灶的缺氧状态,解除病灶肌痉挛现象。术毕贴创可贴。

【注意事项】

1. 术前中药外敷或蜡疗,术后局部中频照射,每日 1 次,每次 20～30 分钟。

2. 水针刀微创疗法治疗时,严格无菌操作,避免损伤神经、血管。

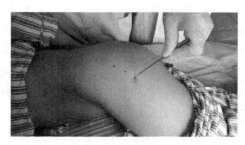

图下 5-7　大粗隆疼痛综合征进针示意图

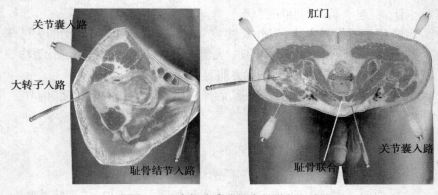

图下 5-8　大粗隆疼痛综合征微创入路图

第七节　膝关节侧副韧带损伤

　　膝关节侧副韧带损伤,属于骨伤科常见病、高发病,好发于 50 岁左右的体力劳动者。由于膝关节是人体重要的负重关节,当人体在弯腰劳动时,膝关节的内外侧副韧带受到过度的牵拉,致使软组织炎症,渗出,粘连,引起膝关节疼痛、活动后加重、伸屈不利、行走困难。

　　膝关节的内侧及外侧各有坚强的副韧带所附着,是膝关节组织的主要支柱。内侧副韧带起于股骨内上髁,上窄下宽呈扇状,与内侧半月板相连,下止于胫骨内髁的侧面及胫骨体的上半部分,防止膝外翻;外侧副韧带起于股骨外髁结节,呈条索状,止于腓骨小头,防止膝内翻。

　　屈膝内侧副韧带损伤多见于急慢性软组织损伤,退行性改变。外力迫使膝关节过度内翻,可发生侧副韧带的损伤或断裂。侧副韧带损伤后,形成股骨内外侧髁或胫骨内外侧髁结节软组织结节,使膝关节活动受到牵拉,引起临床症状。

　　【诊断依据】

　　1. 多见于 50 岁左右的重体力劳动者,有不同的膝关节劳损外伤史。

　　2. 膝关节疼痛,伸屈不利、上下楼活动困难、行走后症状减轻,病情时轻时重。

　　3. 内侧副韧带损伤,在股骨内髁和胫骨内髁疼痛明显,可牵涉到髌骨内下方疼痛。

　　4. 外侧副韧带损伤,在股骨外髁疼痛明显,可牵涉到腓骨小头外下方疼痛。

　　5. 触诊在膝关节内下方或外下方,可触及明显压痛、筋膜结节伴弹响声。

　　6. 内外侧副韧带分离试验阳性。

【治则治法】筋骨并重,活血化瘀,松解结节。

【操作步骤】

1. 水针刀针具 扁圆刃水针刀。

2. 松解液 软损宁松解液 4 ~ 8ml。

3. 水针刀针法 筋膜扇形分离法。

4. 三针法定点定位 按照钟表定位法:a 针,钟表 3 点,内侧副韧带起止点;b 针,钟表 6 点,外侧副韧带起止点。

5. 具体操作步骤 a 针、b 针,在内、外侧副韧带附着处,局部皮肤常规消毒后,戴无菌手套,铺无菌洞巾,垂直进针,方向和下肢纵轴平行,快速透皮,逐层松解筋膜结节后达骨面,回抽无回血后,行筋膜扇形分离法松解 3 ~ 6 针,每点注入松解液 1 ~ 2ml,快速出针,贴创可贴。每周 2 次,2 ~ 3 次为 1 个疗程(图下 5-9、图下 5-10)。

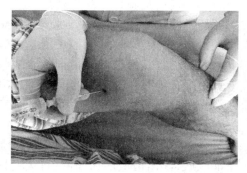

图下 5-9 膝关节内侧副韧带损伤进针示意图

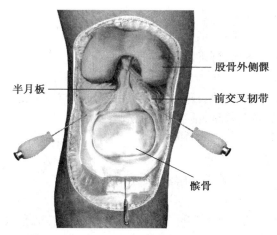

股骨外侧髁

前交叉韧带

半月板

髌骨

图下 5-10 膝关节内侧副韧带损伤微创入路图

【注意事项】

1. 术前中药外敷或蜡疗,术后局部中频照射,每日 1 次,每次 20 ~ 30 分钟。

2. 术中严格无菌操作,在内侧副韧带附着点处不能横切,防止损伤髌下神经支。

第八节　膝关节创伤性滑膜炎

膝关节创伤性滑膜炎,多见于膝关节外伤后,所引起的无菌炎症反应。由于膝关节腔周围分布丰富的滑囊,因此又称为膝关节渗出性滑膜炎。本病多见于青壮年重体力劳动的男性,如建筑工、搬运工等。

膝关节周围还有许多滑液囊,常与关节滑膜腔相通。其中分布有髌上滑囊、髌下滑囊、及髌骨周围的滑囊。髌上滑囊位于膝关节上端股骨远端的关节面,股四头肌腱两侧方与关节腔相通;髌周滑囊围绕髌骨周围的肌腱下方形成小型滑膜,与关节囊相通;髌下滑囊在髌骨下面脂肪垫上方,与关节囊内形成翼状皱襞。翼状皱襞的两侧向上合成带状有髌滑膜襞,经关节腔向上形成黏液韧带抵止于股骨髁间窝的前缘;髌内滑囊位于膝关节后部,膝交叉韧带包绕在滑膜所形成的双层皱襞。滑膜下部在内、外侧半月板之下突出,覆盖胫骨约0.7cm,且附着于半月板和髌骨的边缘。

膝关节受到过度的外伤劳损后,滑膜受到连续性摩擦损伤,影响了滑液的排泄吸收,渗出滑液成为积液,日久变性,侵蚀滑膜。关节滑膜在长期性刺激下逐渐增生,引起关节粘连影响活动。

【诊断依据】

1. 有外伤史或劳损史,多有胀痛。

2. 膝关节饱满,双膝眼消失或隆出。

3. 膝关节伸屈不利,行走困难。

4. 浮髌试验阳性。

5. X线片大部分无骨质破坏,当关节积液量多时,可见关节囊膨胀。

【治则治法】筋骨并重,活血化瘀,松解结节。

【操作步骤】

1. 水针刀针具　樱枪水针刀。

2. 选取松解液　囊肿消松解液4～6ml。

3. 水针刀针法　一点三针通透法。

4. 具体操作步骤　按"一明二严三选择"的规程,结合X线片所示,让病人仰卧,膝关节半伸半屈位。按钟表定位法:髌上滑囊炎,在髌骨上内外侧方11点～1点处定位;髌下滑囊炎a针,b、c针在髌骨下内外膝眼穴5点～7点处定位。

a针:皮肤常规消毒后,取樱枪水针刀或筋骨针,由上向下斜行向心性进针,快速刺入皮肤后出现落空后,抽取滑液,然后行一点三针通透法松解3针,注射松解液1～2ml,可注入中度三氧10～15ml,快速出针,贴创可贴。

b、c针：皮肤常规消毒后，取樱枪水针刀2支，垂直膝眼穴处向上斜行向心性进针，快速透皮后出现落空后，抽取滑液，然后行一点三针通透法松解3针，注射松解液1～2ml，可注入中度三氧10～15ml，快速出针，贴创可贴（图下5-11、图下5-12）。

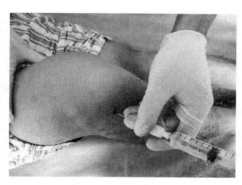

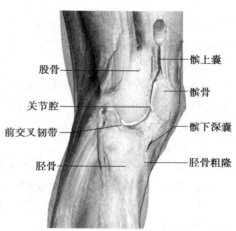

股骨
关节腔
前交叉韧带
胫骨

髌上囊
髌骨
髌下深囊
胫骨粗隆

图下 5-11　膝关节创伤性滑膜炎进针示意图　图下 5-12　膝关节创伤性滑膜炎微创入路图

【注意事项】

1. 术前中药外敷或蜡疗，术后局部中频照射，每日1次，每次20～30分钟。

2. 严格无菌操作，避免造成关节腔内感染。

3. 术后关节尽量制动休息1周，以促其积液早日吸收。

4. 术后5～7周内不可做大运动量活动。

第九节　膝关节骨性关节炎

膝关节骨性关节炎，是由于膝关节慢性劳损、软骨退变、外伤、风湿等因素，导致膝关节肿胀疼痛、功能障碍等临床症状。分为原发性和继发性两种。属于中医"痹症"的范畴，中医认为本病属于肾阳不足、气血亏虚、风寒湿邪乘虚而入、痹阻经脉、留滞膝关节、气血不通所致。

膝关节是全身最大结构最复杂的关节，主要结构包括股骨、胫骨及髌骨关节面。膝关节的稳定，依靠周围强大韧带与丰富的关节囊，其中前后十字韧带、内侧韧带、外侧韧带等关节囊及附着于关节附近的肌腱提供了关节稳定性。此外，关节间隙附着有内外侧半月板，承受着关节的压力，维持着关节的稳定性。关节长骨两端为关节处覆盖着软骨,减少了关节的摩擦,加上关节囊所分泌的润滑液,保证关节灵活运动而且不磨损。膝关节周围包绕关节囊,囊内有滑液膜,能分泌和吸收关节液;既能润滑关节,又能营养关节软骨,同时可以缓冲关节的撞击伤。

由于膝关节是全身重要的负重关节,而且活动很频繁,造成膝关节的损伤机会亦较多,引起关节周围的无菌性炎症,出现临床症状。退行性骨关节病的病理机制,由于人体进入中老年后,骨关节的缺血、缺氧及血运障碍,引起关节软骨的退行性变。

骨内高压多见于形体肥胖的人群。一部分多见于退行性骨关节炎的急性疼痛期,骨内潜在性高压引起膝关节活动时疼痛,由于骨关节静脉回流障碍,引起骨关节休息时疼痛。

【诊断依据】

1. 多见于 50 岁以上,女性多于男性。

2. 膝关节疼痛、肿胀、活动受限。

3. 典型症状是上楼或初步行走困难,关节胶着即关节长时间不活动,开始活动时僵硬和疼痛,活动后减轻。

4. 膝关节疼痛部位,多见于内侧副韧带附着点处疼痛明显,髌骨上下缘,少数见于外侧副韧带。疼痛的性质多为钝痛、胀痛或活动时刺痛。

5. 膝关节可见肿胀和肿大畸形。关节活动受限,伴有粗糙摩擦感。部分严重者可见跛行,绞锁征,行走时可有打软的感觉。

6. 晚期可有不同程度的挛缩畸形,如髋关节屈曲内收,膝关节和指关节半屈曲畸形等。

7. 浮髌试验阳性。

8. 触诊按压内侧副韧带附着点处压痛明显,髌骨上下缘,少数见于外侧副韧带。

9. X 片检查膝关节间隙狭窄,软骨下骨板致密,膝关节边缘及关节内有骨赘形成,晚期可见关节畸形或半脱位。

【治则治法】筋骨并重,活血化瘀,松解结节。

【操作步骤】

1. 水针刀针具 扁圆刃水针刀。

2. 松解液 骨康宁松解液 6～9ml。

3. 水针刀针法 筋膜弹割分离法。

4. 具体操作步骤 根据增生部位不同,结合 X 线片所示:按"一明二严三选择"操作规程,令患者坐卧位或仰卧位,在髌周肌腱韧带附着处,按钟表定位法,a 针:3 点髌内中点内侧副韧带附着点及关节囊处;b 针:6 点髌下中点髌韧带中点及髌下骨刺点;c针:9点髌外中点外侧副韧带附着点及关节囊处。皮肤常规消毒后,斜行进针直达筋膜层,筋膜弹割分离法松解3~6针,注入骨康宁松解液1~2ml,配合筋骨减压针在胫骨粗隆周围定三针点,行三针法减压术,并注射中度三氧5~10ml,快速出针,贴创可贴,每周2次,3~5次为1个疗程(图下5-13、图下5-14)。

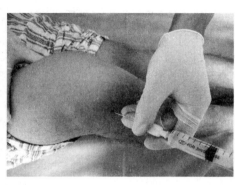

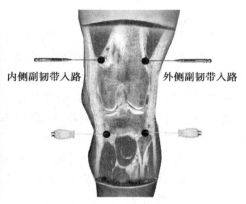

内侧副韧带入路　　　　外侧副韧带入路

图下5-13　膝关节骨性关节炎进针示意图　　图下5-14　膝关节骨性关节炎微创入路图

【注意事项】

1. 术前中药外敷或蜡疗,术后局部中频照射,每日1次,每次20~30分钟。
2. 严格无菌操作,避免损伤神经、血管。
3. 避免寒冷刺激。

第十节　类风湿关节炎

类风湿关节炎是一种慢性反复发作的以全身关节炎症改变为主的疼痛性疾病,往往累及终生,形成长期病痛,也有仅因关节组织的肿胀和扩展,只有关节运动时才发生局部疼痛。本病属于中医痹症范畴。在风湿病中发病率较高,尤其女性较多见,发病年龄多为30~50岁的女性,男女之比约为1:4。

该病是一种以关节滑膜炎为特征的慢性全身性自身免疫性疾病。它是全身结缔组织和胶原纤维组织病变的局部表现,特别以手、足、指、趾等小关节最易受累。早期或急性期发病,关节红、肿、热、痛和运动障碍,晚期则关节强直或畸形,并有骨和骨骼肌萎缩。在整个病程中,可有发热、无力、贫血、皮下结节等病变。

类风湿关节炎主要受累关节是四肢末端,尤其是桡腕关节、腕骨间关节、中腕关节、腕掌关节、掌骨间关节、掌指关节和指间关节。

【诊断依据】

目前通常采用美国风湿病协会 1987 年的诊断标准。

1. 晨僵持续至 1 小时(每天),病程至少 6 周。

2. 有 3 个或 3 个以上的关节肿,至少 6 周。

3. 腕、掌指、近指关节肿,至少 6 周。

4. 对称性关节肿,至少 6 周。

5. 有皮下结节。

6. 手 X 线片改变(至少有骨质疏松,关节间隙变窄,关节面骨质破坏)。

7. 血清类风湿因子呈阳性(滴度 >1 : 20)。

凡符合上述 7 项者为典型的类风湿关节炎;符合上述 4 项者为肯定的类风湿关节炎;符合上述 3 项者为可能的类风湿关节炎;符合上述标准不足 2 项而具备下列标准 2 项以上者(a. 晨僵;b. 持续的或反复的关节压痛或活动时疼痛至少 6 周;c. 现在或过去曾发生关节肿大;d. 皮下结节;e. 血沉增快或 C 反应蛋白阳性;f. 虹膜炎)为可疑的类风湿关节炎。

【治则治法】 中西结合,筋骨并重,祛风胜湿,松解结节。

【操作步骤】

1. 治疗原则 根据人体对应补偿功能:上下交叉选点,局部隔指选点。

2. 水针刀针具 鹰嘴型水针刀及扁圆刃型水针刀。

3. 松解液 风湿宁松解液 6 ~ 8ml。

4. 水针刀针法 筋膜弹拨分离法和骨膜旋转减压术。

5. 具体操作步骤 按水针刀"一明二严三选择"的规程,根据人体对应补偿功能:上下交叉选点,局部隔指选点。左手配右足、右手配左足,三针定位法,左手拇指中指小指的关节囊与右足的对应足趾关节囊各选 3 个点,皮肤常规消毒后,根据四肢大小关节局部肌肉厚薄,选择大中小型号鹰嘴水针刀。沿肌腱神经血管平行进针,避开神经血管,快速刺入皮肤,达关节囊,回抽无回血,行筋膜弹割分离法松解 3 ~ 6 针,根据关节囊大小,每点注入风湿宁松解液 1ml 左右,快速出针,贴创可贴(图下 5-15、图下 5-16)。

膝关节滑膜炎治疗时,按钟表定位法 5 ~ 7 点处,相当于双侧膝眼,向心性进针,逐层松解筋膜结节,有落空感时即达关节腔,回抽积液,注入抗风湿松解液 3ml,注射中浓度三氧 10 ~ 15ml,快速出针,贴创可贴。

膝关节内、外侧副韧带起始处治疗时,相当于钟表定位法的 3 ~ 9 点,针体与膝关节内、外侧处皮肤垂直,针刃与下肢纵轴平行,快速刺入达内、外侧副韧带,逐层松解筋膜结节,达骨面,行筋膜弹割分离法松解各 3 针,每点注入风湿宁松解液 1 ~ 2ml,注射中浓度三氧 3 ~ 5ml,快速出针,贴创可贴。每周 2 次,5 ~ 7 次为 1 个疗程。

关节囊

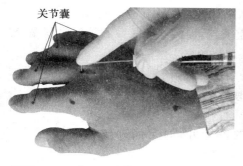
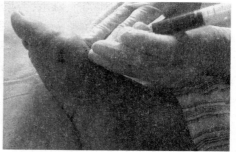

图下 5-15 类风湿关节炎进针示意图（手） 图下 5-16 类风湿关节炎进针示意图（足）

对于膝关节骨内高压征、疼痛明显的病人,水针刀微创疗法治疗后,在患侧胫骨粗隆处,选筋骨三针点,皮肤常规消毒局部麻醉后,选用棱形筋骨针,采用骨膜旋转钻孔减压术,钻孔至骨髓腔,然后放血配合三氧消融术治疗。

对有关节强直、畸形的可配合水针刀微创疗法在关节局部肌肉、韧带起始处治疗,配合动静推拿手法治疗,使其快速恢复关节功能。

水针刀微创疗法治疗后,口服非甾体类消炎药物及免疫抑制药物,如双氯芬酸钠胶囊、来福米特、帕夫林、甲氨蝶呤等。免疫抑制药物首选甲氨蝶呤,每周用量 10 ~ 12.5mg,在一天内口服,至少口服 1 年以上,每 3 个月检查肝肾功能。

【注意事项】

1. 术前中药外敷或蜡疗,术后局部中频照射,每日 1 次,每次 20 ~ 30 分钟。

2. 避免局部寒冷刺激。

第十一节　踝管综合征

踝管综合征多见于经常运动的青壮年,由于踝关节的劳损、扭伤,引起踝管周围的软组织出血,激化粘连,刺激压迫了胫后神经或其分支,骨纤维管受压而引起的综合征,水针刀微创疗法治疗本病具有确切疗效。

踝管位于内踝下侧的一个骨纤维组织构成的狭窄的骨性通道,是一个缺乏弹性的骨纤维管,由内踝后下方与距骨和屈肌支持带构成。由后上向前下方走行,并形成一个约 90° 的弯曲。其顶部由屈肌支持带组成,起于内踝尖,向下、向后止于跟骨内侧骨膜,宽 2 ~ 2.5cm,厚 1cm,自屈肌支持带发出数个垂直的纤维间隔止于跟骨。

【诊断依据】

1. 多见于长期剧烈运动的青壮年人,有踝关节外伤劳损史。

2. 足底和足内侧疼痛、麻木,劳累后加重,休息后减轻。

3. 重者出现足底灼热,行走后加重,胫后神经支配区域的足内肌萎缩,皮肤干燥,汗毛脱落、无汗。

4. 触诊按压内踝前下方压痛、结节,伴有跟骨内侧和足底麻痛、放射痛。

5. 踝关节过度背伸,足外翻时,可使疼痛加剧。

6. 跖部叩击试验患侧足部针刺感可加剧。

7. 早期 X 线片无明显异常,晚期,X 线片可见距骨内侧有骨赘形成。

【治则治法】筋骨并重,活血化瘀,松解结节。

【操作步骤】

1. 水针刀针具 鹰嘴型水针刀。

2. 松解液 软损宁松解液 3ml。

3. 水针刀针法 筋膜弹割分离法。

4. 具体操作步骤 按"一明二严三选择"规程,结合 X 线片所示,令病人侧卧于治疗床上,患侧在下,将患足内踝朝上,脉枕垫平稳。按三针法定位。a 针:在内踝后下缘。b针:足跟骨内上缘。局部皮肤常规消毒后,戴无菌手套,铺无菌洞巾,取鹰嘴型水针刀,垂直进针刺入,逐层分离筋膜结节,达骨面后应用筋膜弹割分离法,分离 3～6 针,每点注射软损宁松解液 1ml,每点注射中浓度三氧

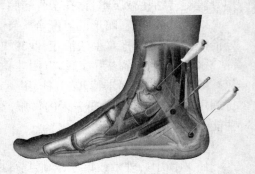

图下 5-17　踝管综合征微创入路图

5～10ml,快速出针,贴创可贴。c 针:内踝前缘与跟骨底内侧踝管中。选用扁圆刃或圆头筋骨针,皮肤局部麻醉后,透皮后进针达踝管下方,扇形撬拨后放血,注射中浓度三氧 5～10ml,快速出针,贴创可贴(图下 5-17)。

【注意事项】

1. 术前中药外敷或蜡疗,术后局部中频照射,每日 1 次,每次 20～30 分钟。

2. 术中一定要在分裂韧带两端,严防损伤胫后神经和胫后动脉。

3. 踝管中点进针时,避免过多提插,防止损伤足底神经。

第十二节　跟腱周围炎

跟腱周围炎是指跟腱周围组织在生活、工作中多次受到慢性、积累性损伤,致使跟腱及腱周围部位发炎,出现内踝后侧麻木或肿痛,常向小腿、腘窝或

足背放射,是一种无菌性慢性创伤。水针刀微创针法对于跟腱周围炎具有非常好的效果,一般 2 ~ 3 次达到很好的效果。

【诊断依据】

1. 疼痛 活动后感到小腿发紧、疼痛,有时在起跳或落地、站立时小腿后侧疼痛,重者在行走时小腿出现疼痛。

2. 肌肉紧张及压痛 沿跟腱周围有压痛,痛点不集中,可触到硬结或条索状肌束,此处多有明显压痛。晚期由于周围组织增生粘连,可感到跟腱增粗,小腿三头肌发僵、紧张。

3. 摩擦感 在急性炎症时,手握跟腱两侧,患者踝关节过度伸屈,可感到腱周围有摩擦感,如同手中握雪一样,此时并伴有疼痛。

【治则治法】筋骨并重,活血消炎,松解结节。

【操作步骤】

1. 水针刀针具 扁圆刃水针刀。

2. 松解液 软损宁松解液 2 ~ 3ml。

3. 水针刀针法 筋膜弹拨分离法。

4. 具体操作步骤 定点:a 点:跟腱,b 点:足背横韧带,c 点:关节囊。按"一明二严三选择"的操作规程,结合 X 线片所示,令患者俯卧位,皮肤常规消毒后,选取扁圆刃水针刀,在跟腱周围附着点快速进针达筋膜层,逐层松解跟腱周围结节,行筋膜弹拨分离法松解 3 ~ 6 针,注射软损宁松解液 1 ~ 2ml,注射中浓度三氧 1 ~ 2ml,快速出针,贴创可贴。每周 2 次,2 ~ 3 次为 1 个疗程(图下 5-18)。

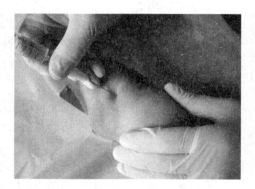

图下 5-18 跟腱周围炎进针示意图

【注意事项】

1. 术前中药外敷或蜡疗,术后局部中频照射,每日 1 次,每次 20 ~ 30 分钟。

2. 严格无菌操作,避免损伤神经、血管。

第十三节 跟 痛 症

跟痛症是骨科临床上的常见病、多发病,又是治疗学上的疑难病。是指跟骨底后面,由于慢性损伤所引起的跟后滑囊炎,以疼痛及行走困难为主的病症,常伴有跟骨结节部骨刺形成。多见于常久站立行走的中老年人,本病起病缓慢,多有慢性损伤史,多为一侧足跟痛,跟底部疼痛,休息时好转,晨起或休息后再开始走动时疼痛加重。水针刀微创疗法治疗本病,疗效确切。

跟骨体的后面呈卵圆形隆起,分上、中、下三部分。上部光滑;中部为跟腱起止部,跟腱止点上方的前方与后方均有小的滑囊;下部移行于跟骨结节,有拇展肌、趾短屈肌及距腱膜附着,起维持足弓的作用。跟骨结节的下方亦有滑囊存在。足跟部皮肤是人体中最厚的部位,其皮下组织由弹力纤维和致密而发达的脂肪构成,又称脂肪垫。

引起跟痛症的病因有以下几个方面。

1. 跟部超负荷的挤压行走,摩擦造成跟部滑囊炎形成无菌性炎症,引起疼痛。

2. 由于跟骨下的挤压损伤形成跟下脂肪垫及筋膜结节,压迫神经血管束引起疼痛。部分是由于趾腱膜下层,附着在跟下结节前方的趾长韧带前方过度的牵拉,引起局部的疼痛。

3. 部分肥胖型患者,由于跟骨内的无菌性炎症及高压征的形成,引起跟部胀痛症状。

【诊断依据】

1. 多见于长期站立行走的患者,有足部劳损史。

2. 足跟底部疼痛,跟后滑囊局部肿胀疼痛。

3. 多为一侧跟部疼痛,步行或站立时疼痛加重。

4. 跟骨骨刺局部检查不红不肿。

5. 患足足弓加深,跖长韧带和跖腱膜像弓弦一样在足弓处可清楚摸到。

6. 触诊跟腱止点跟骨结节处压痛明显,部分可触到筋膜结节,伴有捻发音。

7. X线片示,患足跟骨结节处有鸡嘴样骨刺生成。

【治则治法】筋骨并重,化瘀散结,松解韧带。

【操作步骤一】

1. 水针刀针具 鹰嘴型水针刀。

2. 松解液 软损宁松解液 1~2ml。

3. 水针刀针法 一点三针通透法。

4. 具体操作步骤 在跟骨后下点寻找阳性点,常规消毒后,取鹰嘴型水针刀,垂直刺入囊内,按一点三针通透法松解,通透 3 针,注射软损宁松解液 1~2ml,快速出针,贴创可贴(图下 5-19、图下 5-20)。

【操作步骤二】

1. 水针刀针具 扁圆刀水针刀。

2. 松解液 骨康宁松解液 3ml。

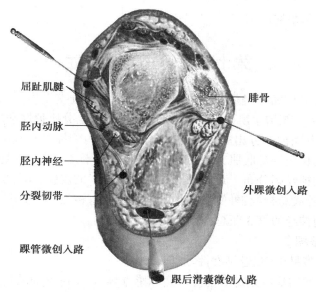

屈趾肌腱

胫内动脉

胫内神经

分裂韧带

腓骨

外踝微创入路

踝管微创入路

跟后滑囊微创入路

图下 5-19　跟后滑囊炎微创入路图

3. 水针刀微创疗法　骨膜扇形松解法。

4. 具体操作步骤　按"一明二严三选择"的操作规程,结合 X 线片所示,令患者俯卧治疗床上,踝关前缘垫一枕头。跟下结节点,皮肤常规消毒后,快速纵行进针,逐层松解筋膜结节,达骨刺尖部,行骨膜扇形分离法,松解骨刺尖跖长韧带 3 ~ 6 针,注射骨康宁 1 ~ 2ml,快速出针,贴创可贴。

对于肥胖高压征,疼痛明显的病人,水针刀微创疗法治疗后,在跟骨内、外、后 2.5cm 处,选筋骨三针点,皮肤常规消毒局麻后,选用棱形筋骨针,采用骨膜旋转钻孔减压术,钻孔至骨髓腔,然后放血配合三氧消融术治疗。

【注意事项】

1. 术前中药外敷或蜡疗,术后局部中频照射,每日 1 次,每次 20 ~ 30 分钟。

2. 跟下结节治疗时,进针方向不宜向前内侧进针,防止损伤血管、神经。

3. 注意休息,减少负重,控制剧烈运动。症状缓解后,加强足底部肌肉收

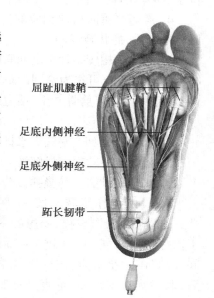

屈趾肌腱鞘

足底内侧神经

足底外侧神经

跖长韧带

图下 5-20　跟痛症微创入路图

缩锻炼,以增强足底肌力。

第十四节 跖 痛 症

跖痛症,又称跖神经痛。是由于跖神经的趾间分支发生局限性退变及其周围纤维结缔组织增生所致的一种足底疼痛,临床上分松弛性和压迫性。

跖神经由胫神经分出的二终支,即较大的跖内侧神经和较经小的跖外侧神经,除支配相应的足底肌肉外,跖内侧神经分布于足底内侧和趾底一趾半皮肤,而跖外侧神经则分布于足底外侧和趾底一趾半的皮肤;跖外侧神经的浅支也分出两条趾底总神经:外侧支是小趾的趾底固有神经,分布于第4、5的相对缘,并与内侧神经的第3跖总神经之间有交通支。

【诊断依据】

1. 本病多见于中、老年女性。

2. 其典型的症状是足底前部疼痛和感觉异常,坐卧疼痛减轻。

3. 走路和站立时出现或加重,当穿不合适的鞋时,疼痛更加明显,疼痛多位于3~4跖骨,其次为2~3跖骨间,以局部疼痛为重。

4. 疼痛严重时可向相应的足趾端放射,呈针刺样、刀割样或烧灼样疼痛,脱鞋按摩后,症状减轻。

5. 触诊在相应跖骨头之间有明显的局限压痛和趾底痛觉过敏外。

6. X线检查可作为鉴别诊断之方法,以排除跖骨脱位、骨折等症。

【治则治法】筋骨并重,活血通络,松解结节。

【操作步骤】

1. 水针刀针具 扁圆刃水针刀。

2. 松解液 软损宁松解液4~6ml。

3. 水针刀针法 筋膜弹拨分离法。

4. 具体操作步骤 按"一明二严三选择"的操作规程,令患者平放于治疗台,然后在3~4或2~3跖骨间,寻找阳性结节点,皮肤常规消毒后,取扁圆刃水针刀,垂直进针刺入病灶区,穿透局部结节,行筋膜弹割分离法松解3~6针,每点注射软损宁松解液1~2ml,可注射中度三氧3~5ml,快速出针,贴创可贴(图下5-21)。

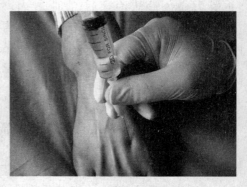

图下5-21 跖痛症进针示意图

【注意事项】

1. 术前中药外敷或蜡疗,术后局部中频照射,每日 1 次,每次 20~30 分钟。

2. 术时进针方向与血管神经平行,防止损伤跖神经。

脊柱相关疾病

第一节　颈源性头痛

颈源性头痛是由于颈椎上段软组织损伤、枕部筋膜挛缩增厚、小关节错位等因素,刺激压迫颈部的神经、血管而引起的后枕部疼痛,向头部放射,称之为颈源性头痛。本病多发于长期伏案的中青年人群,水针刀微创技术治疗本病,具有确切疗效。

后枕部神经主要是由颈1~3脊神经后支的枕下神经、枕大神经、枕小神经及耳大神经所支配。当颈椎上段发生软组织损伤、小关节错位,引起椎枕肌群及枕筋膜紧张、痉挛,形成炎性结节,使枕大神经、枕小神经、耳大神经受累,引起颈枕部疼痛。

"水针刀微创疗法"治疗颈源性头痛,主要松解挛缩的椎枕肌与枕筋膜,解除枕部神经与血管压迫;注射消除无菌性炎症、改善微循环、调整营养神经的松解液,从而达到了治疗颈源性头痛的作用。

【诊断依据】

1. 本病多见于30岁以上中青年人,以长期伏案工作者多见。

2. 疼痛部位　当枕大神经受累时,疼痛多发于后枕部,向顶部及前额部放射疼痛;当枕小神经受累时,后枕部疼痛向颞部放射疼痛;当枕下神经受累时,后枕部及寰枕关节局限性疼痛,部分伴有语言障碍。

3. 疼痛性质　后枕钝痛、牵拉痛,有时为放射性疼痛。

4. 持续时间　起初是间歇性疼痛,随后可以发展为持续性疼痛。

5. 伴随症状　当椎动脉受累,可伴有头晕、恶心、呕吐、记忆力减退等症状。

6. 头痛症状　常因颈部体位的改变而加重或减轻。

7. 脊柱三指触诊法　颈1横突周围、颈2棘突、C_{2-3}棘间隙旁,枕腱弓中点多有压痛。

8. X 线片　张口位片可见环枕间隙左右不等,齿突偏歪;正位片可显示钩椎关节增生;侧位片可发现椎体前后骨刺形成;项韧带钙化,颈椎生理曲度变直,后关节双边征。

9. 脑血流图　椎 - 基底动脉区可见缺血改变。

10. 排除颅内占位性病变。

【治则治法】活血化瘀,松解结节。

【操作步骤】

1. 松解液配方　利多卡因 1 ~ 2ml;川芎嗪注射液 2 ~ 4ml;维生素 B_{12} 1000μg;康宁克通 5mg 备用。

2. 选取针具　埋线水针刀。

3. 取 3 ~ 5 支磁线。

4. 体位　患者取俯卧位,头颈向患侧转动 45°。

5. 具体操作步骤　结合临床表现及 X 线片显示,按水针刀微创疗法"一明二严三选择"的操作规程,于脑病诊疗区选取三针点。a 针:颞骨乳突后下方;b 针:枕腱弓下缘;c 针:C_{2-3} 关节囊外侧方。

常规消毒后,选用埋线水针刀,于三针治疗点进行操作。

a 针:颞骨乳突后下方,进针方向与神经、血管走向平行,斜行进针达筋膜层,由浅入深逐层分离筋膜结节,针下有松动感,注射松解液 1 ~ 2ml,退留磁线。快速出针,贴创可贴。每周 2 次,2 ~ 3 次为 1 个疗程。

b 针:枕腱弓下缘;进针方向与神经、血管走向平行,斜行进针达筋膜层,由浅入深逐层分离筋膜结节,针下有松动感,注射松解液 1 ~ 2ml,退留磁线。快速出针,贴创可贴。每周 2 次,2 ~ 3 次为 1 个疗程。

c 针:C_{2-3} 关节囊外侧方。进针方向与神经、血管走向平行,斜行进针达筋膜层,由浅入深逐层分离筋膜结节,注射松解液 1 ~ 2ml,退留磁线。快速出针,贴创可贴。每周 2 次,2 ~ 3 次为 1 个疗程(图下 6-1)。

对于顽固性疼痛的患者,可用微型水针刀或筋骨针,上肢在第五掌骨尺侧关节囊后溪穴处,下肢在外踝与跟腱中点的筋膜层昆仑穴处,行左右交叉筋膜叩刺法。每周 2 次,3 ~ 5 次 1 个疗程。

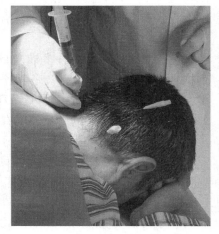

图下 6-1　颈源性头痛进针示意图

【注意事项】

1. 术前中药热敷,术后局部外照射 30 分钟,避免低头劳累,适当休息 3~5 周。

2. 在环枕间隙松解分离时,水针刀避免垂直进针提插,防止损伤延髓。

3. 在两侧环枢间隙外侧方,水针刀松解时,避免向内上穿刺进针,防止刺入枕骨大孔。

4. 局部严格消毒,术后两天避免洗头。

5. 口服非甾体类抗炎药物,消除无菌性炎症。

第二节 颈源性眩晕

眩晕是多个系统发生病变时所引起的主观感觉障碍。患者感到周围景物向一定方向旋转或自觉天旋地转,称为旋转性眩晕或真性眩晕,如患者只有头昏、头重脚轻感而无旋转感,统称为眩晕。

由于颈部软组织损伤,环枕筋膜挛缩或小关节错位,所致的椎动脉受刺激(或受压),使脑供血不足,而出现眩晕、头痛、运动障碍,耳鸣等综合征称为颈源性眩晕。水针刀微创疗法治疗颈性眩晕,松解枕腱弓,分离枕筋膜,解除椎动脉压迫,调整颈交感神经,脑部运动平衡功能,具有安全可靠,疗效确切。

椎动脉左右各一支,来自锁骨上动脉,分为椎前段、椎骨段、颅前段和颅内段四段。大多数椎动脉从 C_6 横突孔向上,通过相应的横突孔上行,在寰枢与寰枕关节时曲度较大,有四个近 90° 的弯曲,头转动时可引起局部椎动脉牵拉而相对狭窄,影响通过其中的血液容量,自枕骨大孔上方绕至延髓的前方偏内侧上行,约在脑桥下缘,椎动脉汇合形成椎 - 基底动脉,分支至小脑、脑桥基底部、延脑、大脑枕叶及内耳。

引起眩晕的原因多种多样,如外伤、劳损、头颈体位不正等致病因素,导致颈椎轻度移位,周围软组织痉挛或炎性改变,直接引起椎动脉的痉挛压迫,使椎 - 基底动脉缺血,造成颅内微循环障碍而致病,是其主要的发病原因。

造成微循环障碍的常见原因有三类。

1. 椎体错位,压迫血管神经,引起血管痉挛,管腔狭窄。

2. 血管骨膜损伤、血管退化、硬化。

3. 血液黏稠度增加,血液流速减慢或血栓形成等。

此外,钩椎关节的改变,椎间盘的突出和椎间小关节的错位,脑干及颈脊髓网状结构的功能障碍等,都有可能压迫血管神经而引起眩晕。

临床数据表明,大部分眩晕病人发生在 40 岁以后,且女多于男,由于颈椎结构与椎动脉走行的特点,其好发部位常在寰枢椎与第 5 颈椎,因寰枢椎区的椎动脉有 4 个弯曲,一旦局部错位受损,容易引起椎动脉的血液循环障碍。临床研究表明:第 5 颈椎的椎动脉孔距离寰椎体最近,一旦错位,也容易影响椎动脉的血流量减少,引起相应组织缺血而出现眩晕。

【诊断依据】

本病以 40 岁以上的人多见,有时因外伤劳损,也可发生在青年人,临床上主要有以下表现。

1. 颈部症状　一般有颈部活动障碍或活动时颈部有摩擦音,局部疼痛或疼痛不明显或有局部冷热感等。

2. 眩晕　为首发症状,有时为早期唯一症状,眩晕与颈部体位转动有关,为仰视旋颈位眩晕,其表现为旋转感、倾斜感、摇动感、失稳感等;发作时间多为数秒或数分钟或 2～3 周缓解,缓解期症状仍有轻度存在;严重眩晕,当颈部体位改变时出现猝倒症;可有突然晕倒,但意识清楚,视听力正常,数秒或数分钟即可完全恢复

3. 头痛　椎-基底动脉缺血时,侧支循环血管扩张,血流量增加致头痛,其发生部位多在枕部或耳颞部,位置较深。多为胀痛,困重感,常伴有恶心呕吐、出汗等。

4. 运动障碍　脑干缺血累及锥体束时发生轻度肢体瘫痪,常为单瘫或四肢瘫,有的出现延髓麻痹等。

5. 听觉与视觉障碍　听觉内听动脉缺血可致耳鸣、听力减退,甚至耳聋;大脑后动脉缺血与脑干缺血可有眼矇、失明。还可出现眼前发黑、复视、眼球震颤等。

6. 其他症状　由于缺血波及相应的组织,还可出现血压异常、记忆力减退、精神紊乱、平衡障碍、共济失调等。

7. 脊柱三指触诊法　可有颈部活动受限,局部压痛或触及肌痉挛,软组织异常改变、增厚感,棘突或横突偏移等,转颈试验阳性。

8. 其他检查　X 线片可有颈椎病的表现,病变部位多发生于寰枢椎 C_5 等,颈椎侧位片,环枕间隙狭窄小于 6mm,或环枕间隙吻合征。张口位可见环枢间隙左右不等,环椎侧块不等,枢椎棘突偏歪等。

9. 椎动脉造影　有梗阻现象。

10. 脑血流图检查　可有枕乳导联异常改变。

11. 脑电图形　可有电压降低,颞区有移动性慢波。

12. 血脂　正常或增高。

【治则治法】活血化瘀,松解结节。

【操作步骤】

1. 水针刀针具　扁圆刃水针刀。

2. 松解液　晕痛宁松解液 4～6ml。

3. 水针刀微创疗法治疗点　a针:C$_2$棘突;b针:C$_1$横突后结节;c针:枕腱弓下缘。

4. 水针刀针法　筋膜弹割分离法。

5. 具体治疗不走　按"一明二严三选择"的规程,结合 X 线片或 CT 所示,令患者俯位于治疗床上,局部皮肤常规消毒后,戴无菌手套,铺无菌洞巾,取扁圆刃水针刀进行操作。

a针:垂直水针刀快速进针。由浅入深逐层松解筋膜结节,达棘突后,向两侧行筋膜扇形分离 3 针,回抽无回血,注入晕痛宁松解液 1～2ml,快速出针,贴创可贴。

b针:左手按压到颈椎第 1 横突后结节,右手持水针刀,纵行进针,逐层松解分离,当针下有骨性感时,表明到达第 1 颈椎横突后结节,回抽无回血,行筋膜弹拨松解法,松解 3～6 针,忌提插及横切,每点旋转注射晕痛宁松解液 1～2ml,快速出针,贴创可贴。

c针:应用快速纵行进针法,逐层切开,逐层分离,穿透筋膜层,达枕骨骨面,退水针刀少许,行筋膜弹割分离法松解 3～6 针,回抽无回血后,注入晕痛宁松解液 1ml,快速出针,贴创可贴。

皮肤常规消毒后,取留钱水针刀在治疗点斜行进针刀,达肌筋膜层后,平推进针 3～5cm,推注晕痛宁四联针,然后调转刀锋在上述部位扇形分离 3～6 针,若有结节先分离结节,当患者有酸、胀感时,边推线边退水针刀,将药磁线留置治疗点的肌筋膜层,不使药磁线外露,出水针刀后,贴创可贴。每隔 1～2 周治疗 1 次,3～5 次为 1 个疗程(图下 6-2)。

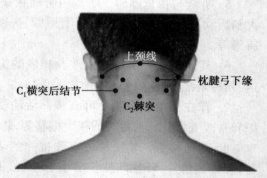

图下 6-2　颈源性眩晕神经治疗点

【注意事项】

1. 术前中药外敷,术后局部 TDP 照射,每日 1 次,每次 20～30 分钟。

2. 可适量配合改善微循环药,如静脉滴注脉络宁针或清开灵针。

3. 注意忌辛辣,戒躁怒,节房事,适当增加体力活动,锻炼身体,控制进食油腻食物及刺激性食物。

4. 注意控制烟酒。

第三节　颈源性咽炎

颈源性咽炎又称为咽喉壁综合征,为临床常见病、高发病,多发于青中年女性。主要由于颈椎中段 C_{3-4}、C_{4-5} 小关节错位,刺激压迫颈神经所引起的咽喉部不适,咽喉部异物感,吐之不出,咽之不下等一系列临床综合征。

咽壁由黏膜、纤维膜、肌层和外膜组成。其黏膜无黏膜肌,由厚而致密的弹力纤维代替,向下在咽与食管连接处,弹力纤维比较薄,接近消化道的一般结构。

咽筋膜是颈部内脏筋膜的一部分,主要被覆在咽缩肌的背面及外侧面,并向腹侧延伸至颊肌表面,故又称颊咽筋膜,其中覆盖咽壁的部分,为颊咽筋膜咽部。内脏筋膜由咽部向上附着于颅底外面,向外侧及腹侧附着于下颌骨、舌骨、甲状软骨和环状软骨,向下则包绕于食管、气管和甲状腺周围,形成颈筋膜的气管前层。在内脏筋膜周围,由疏松结缔组织填充形成一功能性的间隙,称为咽周间隙,该间隙按照部位分为咽后间隙和咽外侧间隙。

由舌咽神经和迷走神经的咽支以及交感神经分支等,在咽侧壁和咽中缩肌内组成咽神经丛。另有三叉神经小支,也分布于咽壁。

本病是由于咽喉部的慢性软组织损伤、颈椎移位等因素,刺激或累及支配咽喉部神经、血管,致使咽喉部腺体分泌异常、血运障碍,而出现咽喉部相关综合征。

【诊断依据】

1. 咽部可有各种不适感觉,如灼热、干燥、微痛、异物感、痰黏感,习惯以咳嗽清除分泌物。

2. 常在晨起用力清除分泌物时,有作呕不适。通过咳嗽,清除出稠厚的分泌物后症状缓解。

3. 症状因人而异,轻重不一,一般全身症状多不明显。

4. 慢性单纯性咽炎　检查时,咽部反射亢进,易引起恶心,咽黏膜弥漫性充血,色暗红,咽后壁有散在的淋巴滤泡增生,其周围有扩张的血管网,且常附有少量黏稠分泌物。

5. 慢性肥厚性咽炎　咽黏膜增厚,弥漫充血,色深红,小血管扩张,咽后壁淋巴滤泡增生充血肿胀隆起呈点状分布或相互融合成块状,间可见 1~2 个淋巴滤泡顶部有黄白色小点,严重者两侧咽侧索、咽腭弓等处有充血肥厚。

6. 萎缩性咽炎　检查时咽部感觉及反射减退,可见咽黏膜菲薄,干燥;萎缩较重者,黏膜薄如发光的蜡纸,咽部吞咽运动时黏膜出现皱纹,咽后壁隐约可见颈椎体轮廓;萎缩更重者,黏膜表面常附有片状深灰色或棕褐色干痂。

7. 脊柱三指触诊法　C_{3-4}棘突旁、后关节囊处软组织结节伴压痛。

8. X 线片　C_{2-3}、C_{3-4}小关节错位、棘突偏歪。

【治则治法】活血化瘀,松解结节。

【操作步骤】

1. 按比例先配置咽炎四联针。

2. 选用无菌扁圆刃水针刀。

3. 取 3～5 支咽炎药磁线装入无菌磁线水针刀备用。

4. 患者取坐位或俯卧位。

5. 结合颈椎 X 线片,找出颈椎错位之小关节。

水针刀微创疗法治疗颈源性咽炎,根据影像学诊断,着重观察交感平衡区颈中段小关节是否错位、紊乱、软组织结节。选取三针点:a 针、b 针:C_{2-3}、C_{3-4}后关节囊软组织结节;c 针:咽喉炎治疗点,位于交感病对应区,舌骨与双侧甲状软骨交叉点。

a 针、b 针:水针刀于 C_{2-3}、C_{3-4}后关节囊,左右对称,纵行入路,由浅入深逐层切开逐层分离,横切 3 针,旋转注射咽炎四联针 1～2ml,快速出针,贴创可贴。

c 针:水针刀于交感对应区咽炎点纵行向对侧进针,进入咽喉点(舌骨与甲状软骨间隙),前后的食管、气管间隙,旋转分离 2～3 针,注入咽炎灵 1～2ml,每次分离一侧比较安全。每周 2 次,2～4 次为 1 个疗程(图下 6-3)。

同时对病情顽固者可在左侧上内关、右侧太溪穴,按对应补偿原理交叉留置药磁线。

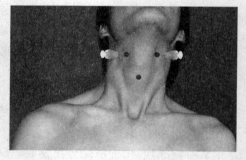

图下 6-3　颈源性咽炎进针示意图

【注意事项】

1. 术前中药外敷,术后局部 TDP 照射,每日 1 次,每次 20～30 分钟。

2. 在喉结两侧进针时,令患者微张口,嘱咐患者不要说话,进针前用食中指分离法把神经、血管挤压到两侧,然后进针,水针刀刺入纵行分离。

3. 在喉结节两侧,局部麻醉药用量不超过 3ml,不宜双侧进针。

4. 适当口服调整自主神经药、少量消炎药。

5. 平时加强自我保健按摩,防止颈椎错位。

6. 控制烟酒,忌食刺激性的食物,减少对咽部的刺激。

7. 可牵引,重量在 3～15kg,每次 10～15 分钟。

8. 保持乐观开朗的情绪。

第四节　颈一横突综合征

颈一横突综合征属于骨伤病、脊柱相关疾病中的常见病、高发病,以往的骨伤教材中尚未提及本病。由于颈1横突位于寰枕关节与寰枢关节的动静态交叉点,其上面附着的肌肉、韧带、筋膜结构复杂,神经、血管密集,当头颈部在频繁的前屈后仰、左右侧弯活动中,容易造成损伤,引起的头颈部疼痛、眩晕、视力障碍等一系列临床综合征。临床上易误诊为五官科疾病,水针刀微创疗法为主配合整脊手法治疗本病,疗效确切,安全可靠。

寰枕关节是由寰椎与枕骨构成的颅脑与脊柱的顶端重要枢纽关节。而颈1横突是所有颈部横突中最长的横突,超过其他横突长度的两倍,其功能是稳定寰枕关节与寰枢关节的平衡。其尖端主要附着有头上斜肌、头下斜肌、枕部筋膜、头前直肌、头前侧肌、肩胛提肌与颈夹肌。

头上斜肌起自枕骨下项线侧骨面,止于颈1横突尖端上缘;头下斜肌起自颈1横突尖端,止于枢椎棘突。肩胛提肌起于颈1~4横突下缘,止于颈椎5~7棘突与胸椎1~3的棘突侧方。颈夹肌起于颈1~3的横突下缘,止于胸4~6的棘突侧方,头前直肌起于枕骨大孔前缘的颅骨底棘,止于颈1横突前方。

颈1横突尖端后上面有椎动脉孔及椎动脉沟,椎脉动由此绕曲,周围分布有枕大神经、枕小神经穿越,其前方主要经过的神经、血管有:颈动脉鞘、迷走神经、副神经等。

由于颈1横突位于寰枕关节与寰枢关节的重要部位,其长度超越其他横突的两倍,其上方附着的肌肉、筋膜、韧带,结构非常复杂,因而,颈1横突对头颅部的稳定及寰枕、寰枢关节的动静态平衡起着决定性因素。当头颈部前屈后仰、左右旋转时,颈1横突受到附着其上的椎枕肌及颈部携带肌等多个肌肉筋膜的牵拉,在反复的肌张力牵拉下或突然的外力损伤下,易造成寰枕关节及寰枢关节错位,颈1横突发生移位,引起枕部神经血管受累,出现临床症状。

水针刀微创疗法治疗颈1横突综合征,能够直接松解挛缩的椎枕肌及枕筋膜、恢复椎体生理位置、注射抗炎药及改善循环的药物、改善头颈部血氧供应,从根本上解除神经、血管的刺激与压迫,有效地解除临床症状。

【诊断依据】

颈1横突综合征多发于长期伏案、工作与头颈体位不正者。本病由于体位等原因,以左侧发病者多见。根据神经受累不同,其临床表现也不同。

1. 枕大神经受累　主要表现为后枕部疼痛、枕部中下方局部结节、压痛,伴有头顶部及前额部的疼痛、放射痛等。

2. 枕小神经受累 主要表现为后枕部疼痛,颞乳突后下方结节、压痛,向颞部放射痛。

3. 耳大神经受累 主要表现为耳廓周围的疼痛,颞乳突前缘结节、压痛。伴有耳鸣、耳聋、重听等耳部病变。

4. 枕下神经受累 主要表现为后枕部疼痛,语言功能障碍,称为颈源性语言障碍。

5. 副神经受累 主要表现为一侧肌肉功能障碍,检查时注意肌肉有无萎缩,嘱患者做耸肩及转头运动,比较两侧肌力。副神经受损时,可出现一侧肌力下降,或肌肉萎缩。

6. 迷走神经受累 迷走神经是脑神经中行程最长,分布范围最广的神经。因迷走神经分支较多,部分患者表现为咽喉部不适,有异物感,称为颈源性咽喉壁综合征;部分患者表现为心悸、心慌、心律不齐等症状,称为颈源性心脏病。

7. 椎动脉受累 出现头痛、仰视转颈为眩晕、视力障碍、脑部缺血等症状。

8. X线表现 张口位片:可见寰枕间隙左右不等,寰椎侧块左右不等;侧位片:寰枕间隙变窄。

【治则治法】活血化瘀,松解结节。

【操作步骤】

1. 水针刀针具 扁圆刃水针刀。

2. 松解液配方 利多卡因 2ml,天麻素注射液 2ml,维生素 B_{12} 注射液 $1000\mu g$ 混合备用。

3. 水针刀针法 筋膜弹拨分离法。

4. 体位 患者取俯卧位,头颈向患侧转动 45°。

5. 三针法定点 a针:颈1横突尖端体表对应点;b针:枕健弓、头上斜肌及枕筋膜附着处;c针:颈2棘突。

6. 具体操作步骤 按水针刀法"一明二严三选择"的操作规程。

a针:颈1横突尖端体表对应点,位于颞骨乳突内下方1.5cm处。局部常规消毒后,选用扁圆刃水针刀,快速纵行进针,应用筋膜扇形分离法,逐层松解分离筋膜结节,进针3cm左右时,触到骨突即颈1横突尖端,旋转分离3~6针,回抽无回血后,每点注入松解液2ml,快速出针,贴创可贴。

b针:于枕腱弓、头上斜肌及枕筋膜附着处。按上述体位,常规消毒后,选用扁圆刃型水针刀,纵行快速进针,逐层进针,逐层分离,达枕骨面后行"八"字分离法分离3~6针,回抽无回血后,每点注入松解液2ml,快速出针,贴创可贴。

c针:颈2棘突。按上述体位,常规消毒后,选用扁圆刃型水针刀,纵行快速进针,逐层进针,逐层松解,达颈 2 棘突后略退水针刀,行"八"字分离法,向两侧松解椎枕肌、头下斜肌受力点 3 ~ 6 针,回抽无回血,每点注入松解液 2ml,快速出针,贴创可贴(图下 6-4)。

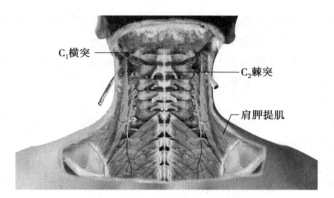

C₁横突
C₂棘突
肩胛提肌

图下 6-4　颈一横突综合征微创入路图

每周 1 ~ 2 次,2 ~ 3 次为 1 个疗程,一般 1 个疗程即可痊愈。

后枕部顽固性疼痛者,可选用微型筋骨针在小指关节尺侧筋膜区少溪穴处采用筋膜弹拨分离法治疗。

【注意事项】

1. 术前局部中药外敷,每日 1 次,每次 30 分钟。

2. 术中不能提插切割,只能旋转分离,避免损伤椎动脉及周围神经。

3. 避免局部寒冷刺激。

4. 手法复位时不宜用力过猛。

第五节　颈七棘突综合征

颈七棘突综合征,是颈椎下段的常见病、高发病,既属于骨伤科疾病,又属于脊柱相关性疾病,现代医学又称为亚健康综合征。属于水针刀微创疗法治疗学中的一个创新课题,以往的骨伤教材及骨伤疾病治疗学中,尚未提及本病。

颈七棘突最长,又称为隆椎,位于颈椎下段颈胸关节处,是项韧带的起点与棘上韧带的动静交点,为颈胸筋膜高凝力点;为头夹肌起点的中心应力点,当低头转颈时,颈七棘突首当其冲的受到牵拉。

颈七棘突位于颈胸筋膜、即菱形筋膜的高应力点,掀开颈部皮层、皮下层、浅层筋膜,暴露出颈部浅层肌肉斜方肌,那么掀开斜方肌下层,即为颈部的中层筋膜。中层筋膜覆盖在竖脊肌上层,中层部分致密纤维与椎前筋膜相联络,颈前的椎前筋膜上面覆盖的是颈旁交感神经节的上中下三节。颈下神经节即星状神经节,由颈下神经节与胸上神经节构成,位于 C_{6-7} 横突前方的椎前筋膜上。

当颈部的过度疲劳、寒湿刺激可引起颈胸筋膜的劳损、增厚,使颈七棘突周围的颈胸筋膜韧带、筋膜充血、水肿、发炎等,刺激牵拉颈七横突前方的椎前筋膜,使星状神经节受刺激,引起交感神经失调征。临床上出现颈源性心脏病、颈源性血压不稳、颈源性血糖不稳、慢性疲劳综合征即亚健康综合征。

【诊断依据】

颈七棘突综合征是一组较复杂的综合征,在临床中,根据受累的组织、神经、血管不同,其临床症状也不同。

1. 当颈七棘突周围的软组织损伤、增生钙化后,首先出现颈部软组织损伤综合征,如颈胸关节周围的酸胀、沉痛、不适或颈胸关节活动受限。

2. 当颈七棘突周围筋膜受累、小关节紊乱等,使颈椎中下段的星状神经节受累,可引起患者烦躁、易怒、失眠多梦、疲乏无力,颈源性血压不稳、颈源性血糖不稳、慢性疲劳综合征即亚健康综合征。

3. 当颈椎中下段的椎前筋膜受累后,不仅可引起颈下神经节受累,同时可刺激迷走神经,使支配心脏的电生理线路受损,而引起的类似冠心病的综合征,如:患者感觉到胸闷、憋气、心前区不适或心律不齐等病症,临床上称之为颈源性心脏病或类冠心病。

4. 副神经受累主要表现为一侧肌肉功能障碍,检查时注意肌肉有无萎缩,嘱患者做耸肩及转头运动,比较两侧肌力。副神经受损时,可出现一侧肌力下降,或肌肉萎缩。

5. X线表现 正位片:颈椎棘突肥大,棘突偏歪和椎体间隙不等;侧位片:项韧带钙化,钩椎关节增生,后纵韧带钙化等。

【治则治法】活血化瘀,松解结节。

【操作步骤】

1. 水针刀针具 扁圆刃型水针刀。

2. 松解液 软损宁松解液 6~8ml。

3. 进针方法 快速无痛进针法。

4. 水针刀针法 筋膜弹割分离法和筋膜扇形分离法。

5. 三针法定点定位 a针:颈七棘突;b针、c针:双侧肩胛骨内上角内缘。

6. 具体操作步骤 按"一明二严三选择"的操作规程,令患者成俯卧位,选取三针点。

a针:选用扁圆刃水针刀,快速纵行进针,透皮后逐层切开分离,达颈7棘突韧带层,运用筋膜扇形分离法、向棘突两侧方各行筋膜弹割分离法分离 3~6 针,每点注射"软损宁松解液"2ml,同时向 C$_{6-7}$ 的关节囊、C$_7$~T$_1$ 关节囊环形撬拨 3 针,每点注射三氧 1~2ml,快速出针,贴创可贴。

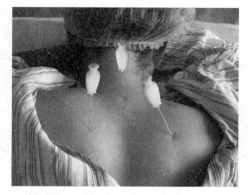

图下 6-5　颈七棘突综合征进针示意图

　　b 针、c 针:双侧肩胛骨内上角内缘。选用扁圆刃水针刀,于胸 2 棘突旁开 6~6.5cm,以 45° 向外下快速无痛进针,透皮后应用筋膜扇形分离法,充分松解内上角周围的筋膜肌肉,同时向颈 7 棘突方向扇形松解浅中层筋膜,每点注射软损宁松解液 1~2ml,快速出针,贴创可贴。5~7 天治疗 1 次,3 次为 1 个疗程(图下 6-5)。

【注意事项】

1. 术前中药外敷,术后局部 TDP 照射,每日 1 次,每次 20~30 分钟。

2. 术中严格无菌操作,避免损伤神经、血管。

3. 局部避免寒冷刺激。

4. 在颈 7 棘突下缘关节囊外侧方进针,前下方 3cm 处相当于肺尖部,避免进针过深,防止出现气胸。

第六节　颈源性心脏病

　　颈源性心脏病主要是由于颈椎下段、胸椎上段软组织损伤,小关节紊乱或增生退行性病变,刺激压迫交感神经,使支配心脏的电生理线路受损而引起心脏病变,称之为颈源性类冠心病。

　　心脏的神经包括支配心脏的传出神经为心交感神经和心迷走神经。

　　1. 心交感神经　支配心脏的交感神经节前纤维神经元位于脊髓胸段的第 1~5 节侧角内,其轴突在椎旁交感神经链中上行,在颈部交感神经节(颈下节常与胸 1 交感神经节合并为星状神经节)内换神经元,换神经元后,发出的节后纤维分别组成心上、中、下神经,支配窦房结、心房肌、房室交界、房室束、心室肌。当心交感神经兴奋时,其节后纤维末梢释放的去甲肾上腺素与心肌细胞膜上的肾上腺素能 β$_1$ 受体相结合,从而使心率加快,心肌收缩力增强,故心输出量增加。

　　2. 心迷走神经　支配心脏的副交感神经节前纤维神经元位于延髓的迷走神经背核和凝核区域,其轴突混于迷走神经干中下行,到胸腔后,这些纤维和心交感神经一起组成心神经丛,换神经元后,节后纤维支配窦房结、心房肌、房室交界、房室束及其分支,只有少许纤维分布到心室肌。心迷走神经兴奋时,其节后纤维末梢释放乙酰胆碱,与心肌细胞膜上的 M 胆碱受体结合,因而使心率减慢,心房肌收缩减弱,故心输出量减少。

临床中可发现:当患者躺着或采取一些不合适的姿势,或颈部过伸位时,感到心悸,或心动过速。当颈椎急性外伤或关节退行性病变时,会产生无心电改变的心脏症状。这类心脏症状可能是由于支配膈肌及心包的颈 4 神经根受刺激,或刺激了心脏交感神经之故。

【诊断依据】

类冠心病的临床症状与冠心病的症状相类似,主要表现为胸闷、心悸、心动过速、心律不齐,当头颈部改变,低头高枕时上述症状加重。其特点是阵发性的胸闷多在头颈部姿势突然改变、低头工作过久、高枕睡眠起床后发生,常伴有胸闷、颈部不适、酸胀感;部分患者伴有头晕、头胀、失眠、多汗、易激动等。

临床可根据以下几点做出诊断。

1. 有颈痛、僵硬不适、活动受限三大症状。

2. 患者口服硝酸甘油不能缓解心脏症状。

3. 改变颈部姿势即可出现心前区疼痛症状及其他相关症状。

4. 手法松解按摩颈胸段椎周软组织及后关节囊可缓解心脏症状。

5. 脊柱三指触诊法,C_{3-4} 后突伴轻度偏移;T_{3-4} 棘突、T_{4-5}、T_{5-6}、T_5、T_6、C_6、C_7 后突伴轻度偏移。错位部位肌肉呈条索状,且压痛明显。

6. X 线片示颈椎生理弯曲变直,C_{4-5}、C_6、C_7 钩突常变尖伴密度增高,心脏投影区小关节紊乱,或左右钩椎关节不对称。

7. 心电图基本正常或 T 波呈轻度双相或倒置或较正常略低等。

【治则治法】活血化瘀,松解结节。

【操作步骤】

水针刀直接切割分离,颈交感平衡区 C_{5-6}、C_{6-7} 后关节囊与心病诊疗区 T_{4-6} 后关节囊及软组织结节,注入软损宁松解液。同时在颈交感平衡区与心病区留置药磁线,注入宁心四联针,具体方法如下。

1. 按比例先配置四联针。

2. 选用无菌扁圆刃水针刀。

3. 取 3~5 支心平宁药磁线装入无菌磁线水针刀备用。

4. 按水针刀微创疗法的"十六字要领"规程,选取微创三针点。a 针:颈交感平衡区,C_{4-5}、C_{5-6}、C_{6-7} 后关节囊及心脏投影区后关节囊;b 针:颈交感病对应诊疗区;c 针:上肢心脏疾病对应治疗点。

a 针:水针刀于 C_{4-5}、C_{5-6}、C_{6-7} 后关节囊,左右对称,纵行入路,由浅入深逐层切开逐层分离,横切3刀,旋转注射宁心四联针1~2ml,出水针刀,贴创可贴。

b针:在颈交感病诊疗区中枢治疗线,取扁圆刃水针刀,斜行进针,达肌筋膜层,扇形分离3~6刀,注射宁心四联针1~2ml,可留置宁心药磁线,出水针刀。

c针:在上肢心病治疗点,水针刀纵行分离2~3针,注入四联针,针下有松动感后,然后向心性留置宁心药磁线。每1~2周1次,3~5次为1个疗程(图下6-6、图下6-7)。

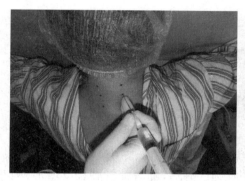
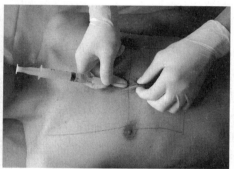

图下6-6　颈源性心脏病进针示意图1　　　　图下6-7　颈源性心脏病进针示意图2

【注意事项】

1. 术前中药外敷,术后局部TDP照射,每日1次,每次20~30分钟。
2. 适当口服调整自主神经药及少量非甾体类抗炎药物。
3. 注意合理调节饮食,忌食肥甘生冷食物。
4. 注意控制烟酒。

第七节　颈源性哮喘

哮喘是以呼吸急促、喘鸣有声,甚至张口抬肩,不能平卧为特征,常为某些急慢性疾病的主要症状。

本节所叙述的哮喘是由于颈椎下段、胸椎上段软组织损伤,小关节错位,刺激压迫支配肺气管的内脏神经而引起气管、支气管平滑肌痉挛使管道普遍狭窄而致呼吸困难,发作若持续较久,即发生黏膜水肿,分泌物大量增多。临床上常见气促、呼吸困难、肺部广泛性哮鸣音(重病时因支气管发生阻塞时,哮喘音反而不明显)、发绀、胸闷、吐黏液痰。

主要是内源性或外源性的各种刺激使气管、支气管的反应性增高,支气管平滑肌痉挛,黏膜呈急性炎症、水肿和渗出,分泌物大量增多所致。曾有人对同期 10 多名哮喘患儿做脊椎检查,损害为颈胸交界处,尤以 C_7、T_1 间为多。对成人哮喘患者做诊治观察,大多见 $C_7 \sim T_4$ 之间发生关节错位,亦与交感神经节段及中医经络学说的定喘穴至肺俞穴之间出现的脊椎错位、周围软组织劳损相关,肺和支气管的交感神经由 $T_2 \sim T_6$ 胸髓侧角发出,经椎间孔至星状神经节及上胸椎旁交感神经节,交换神经元后经肺纤维,因关节错位、椎间孔变形变窄,使交感神经受压遭到损害时,其作用受到抑制,而副交感神经的作用就会增强,使支气管平滑肌痉挛,分泌物增加,膈肌运动减弱,而出现胸闷、气短、咳嗽等症状。

【诊断依据】

1. 部分患者在起病前有急性支气管炎、流行性感冒或肺炎等急性呼吸道感染史。

2. 患者常在寒冷季节发病,出现咳嗽、咯痰,尤以晨起为重。

3. 痰呈白色黏液泡沫状,黏稠不易咳出。在急性呼吸道感染时,症状迅速加剧,痰量增多,冬秋加剧。

4. 喘息型支气管炎患者在症状加剧成继发感染时,常有哮喘发作,气急不能平卧。呼吸困难一般不明显,但并发肺气肿后,随着肺气肿程度增加,则呼吸困难逐渐增剧。

5. 颈源性哮喘患者多伴有颈胸节段棘突,尤其是 C_{6-7}、T_{1-3} 棘突局部软组织异常改变,增厚,硬化,肌筋膜增厚,触诊可有条索状结节。

6. 本病早期多无明显体征。有时在肺底部可听到湿啰音和干啰音。喘息型支气管炎在咳嗽或深吸气后可听到哮喘音,发作时,有广泛哮鸣音,长期发作的病例可有肺气肿的体征。

7. 其症状主要表现为反复咳嗽、咯痰、喘息症状,并伴有哮鸣音。根据病程经过可分为三期,以便治疗有所侧重。

(1)急性发作期:指在 1 周内出现脓性或黏液脓性痰,痰量明显增加,或伴有发热等炎症表现,或 1 周内"咳"、"痰"或"喘"任何一项症状显著加剧,或重症病人明显加重者。

(2)慢性迁延期:指有不同程度的"咳"、"痰"、"喘"症状,迁延到 1 个月以上者。

(3)临床缓解期:症状基本消失或偶有轻微咳嗽和少量痰液,保持 2 个月以上者。

8. 脊柱三指触诊法颈胸关节棘突两侧,T_{1-3} 棘突两侧有无压痛,软组织有无结节和条索。

9. X线片见胸腔片显示肺纹理增强,支气管呈树枝样改变。胸椎正侧位片可显示胸椎韧带钙化,T_{1-3}棘突偏歪,胸肋关节半错位。

【治则治法】活血化瘀,松解结节。

【操作步骤】

1. 按比例先配置四联针。

2. 选用无菌埋线型水针刀。

3. 取3~5支安喘通药磁线装入无菌磁线水针刀备用。

4. 按水针刀微创疗法的"十六字要领"规程,选取微创三针点。a针:在胸椎中上段肺病诊疗区C_7~T_1之间脊柱两侧后关节囊线,纵横分离后关节囊3~6针,注射安喘四联针,出针刀。b针:在肺部疾病对应区胸前筋膜区;c针:在上肢肺病治疗点。

令患者俯卧位或仰卧位,皮肤常规消毒后,按"八"字留线法,取留线水针刀在治疗点斜行进针刀,达肌筋膜层后,平推进针3~5cm,推注安喘四联针1~2ml,然后在颈胸筋膜区、胸前筋膜区旋转针刀,应用筋膜扇行分离法松解分离3~6针,若有结节,加大分离力度,当患者有酸、胀感时,边推线边退水针刀,将"安喘药磁线"留置治疗点的肌筋膜层,不使药磁线外露,出水针刀后,贴创可贴。每1~2周治疗1次,3~5次为1个疗程(图下6-8)。

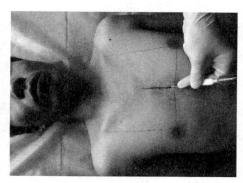

图下6-8 颈源性哮喘进针示意图

【注意事项】

1. 术前中药外敷,术后局部TDP照射,每日1次,每次20~30分钟。

2. 三指触诊法,患者自觉酸胀,沉着不适,部分伴有弹响声。

3. 可适量应用扩张气管、支气管药物及祛痰平喘药。

4. 注意忌辛辣,戒躁怒,节房事,适当运动,控制进食油腻食物及刺激性食物。

5. 注意控制烟酒。

第八节 脊源性胃脘痛

胃脘痛是指上腹胃脘部近心窝处的疼痛,即是胃和十二指肠的疾病。本节所叙述的胃脘痛,主要是胸椎发生解剖位移后而导致的胃、十二指肠的自主神经功能失调所造成的。故属于脊柱与相关内脏疾病的范畴。

胸椎椎体外侧有一凹,称肋凹,是与肋骨小头相关节的关节面。而其棘突较细长,且向后下伸出,似叠瓦状,胸椎的关节有以下几种。

1. 肋小关节 由肋骨小头关节面与胸椎体侧方的肋凹及椎间盘构成,除第 1、10、11、12 肋骨小头仅与 1 个胸椎的肋凹相关节外,其余第 2 到第 9 肋骨小头均与相邻两个胸椎肋凹相关节。关节面均覆盖一层纤维软骨,关节囊附着于关节的周围。

2. 肋横突关节 由肋结节关节面与横突肋凹形成,关节面覆盖一层透明软骨,关节囊薄而松弛,附着关节面周围。

3. 胸椎后关节(关节突关节) 是上位胸椎的下关节突(偏前内方)与下位胸椎的上关节突(偏向后外方)之间的关节,其关节面的位置为额状位,而关节突则成为前后位的关系。

当腰背部外伤、劳损,可造成胸椎发生移位,特别是胸小关节的移位,引起椎骨周围的软组织渗出、水肿、出血等炎症反应,导致脊神经椎旁交感神经的继发性损伤(压迫或牵拉),因而发生相应的内脏自主神经功能紊乱,从而出现胃脘痛。

【诊断依据】

1. 胃脘部疼痛,主要为胃脘部隐隐作痛,时常感到背中部有隐痛或牵扯不适感或酸胀感,一般与进食无关。有时疼痛沿肋间神经行走方向逆向出现。

2. 有反酸、嗳气、食欲不振。

3. 脊柱三指触诊法见局限性上腹部压痛,患节棘突及后关节囊轻压痛或酸胀不适感或轻叩痛,偏离侧伴有饱满感。

4. 实验室检查胃液分析可显示胃酸分泌过多。

5. 胃十二指肠内镜检查和胃电图检查以判断有无溃疡及鉴别溃疡性质等。

6. X 线检查可发现 T_{8-11} 棘突有不同程度的后突伴偏歪,后关节囊双影、双边征。

【治则治法】活血化瘀,松解结节。

【操作步骤】

1. 按比例先配置胃炎四联针。

2. 选用无菌扁圆刃水针刀。

3. 取 3~5 支胃炎药磁线装入无菌磁线水针刀备用。

4. 按水针刀微创疗法的"十六字要领"规程,选取微创三针点。a 针:在胸椎中下段胃病区 T_{9-12} 节脊柱两侧后关节囊线,纵横分离后关节囊 3~6 针,注射胃炎四联针,出水针刀;b 针:在胃病对应诊疗区。令患者俯卧位,皮肤常规消毒后,取留线水针刀,按纵行留线法,在治疗点斜行进针刀达肌筋膜层后,平推进针 3~5cm,推注调胃四联针,然后旋转针刀在胸背筋膜区及腹前筋膜区充分扇形分离,若有结节,加大分离力度,直到针刀下有松动感,当患者有酸、胀感时,边推线边退水针刀,将药磁线留置治疗点的肌筋膜层,不使药磁线外露,出水针刀后,贴创可贴。c 针在胃病治疗点,注入调胃四联针,水针刀纵行分离 3~6 针,针下有松动感后,留置药磁线。每 1~2 周 1 次,3~5 次为 1 个疗程(图下 6-9)。

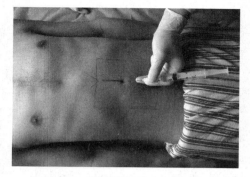

图下 6-9　脊源性胃脘痛进针示意图

【注意事项】

1. 术前中药外敷,术后局部 TDP 照射,每日 1 次,每次 20~30 分钟。
2. 可配合口服和胃止痛的药物。
3. 避免情志刺激,加强运动疗法。
4. 注意控制烟酒。

第九节　脊源性结肠炎

脊源性结肠炎是由于腰椎中下段软组织损伤、小关节错位、增生退变,刺激压迫了支配肠道的脊神经、内脏神经及腰椎侧方的低级排便中枢,引起腹部胀满、疼痛、腹泻等类似于结肠炎症状。水针刀微创疗法治疗本病,以腰背肠道区内脏线为主区,以腹部对应区及下肢胃肠病点交叉选取治疗点,疗效显著。

由于腰椎中下段软组织损伤、小关节错位、增生退变,刺激压迫了支配肠道的脊神经、内脏神经及腰椎侧方的低级排便中枢,引起的临床症状。精神因素,如情绪紧张、精神创伤、常与本病的起病、复发及恶化有关,故精神因素是本病的病因之一。

【诊断依据】

1. 腰部劳损史多见于长期弯腰劳动的中年人。
2. 主要表现为腹痛、腹泻、腹胀、腹泻便秘相交替,反复发作,缠绵难愈。
3. 常伴有腰部酸胀、沉痛不适等症。
4. 腰部触诊腰椎中下段棘突关节囊及横突周围压痛结节,酸胀不适。
5. X 线片可见腰椎的棘突偏歪,椎体旋转移位,小关节双边征。

【治则治法】活血化瘀,松解结节。

【操作步骤】

1. 按比例先配置肠炎四联针。

2. 选用无菌的扁圆刃水针刀。

3. 取 3～5 支肠炎灵药磁线装入无菌磁线水针刀备用。

4. 按水针刀微创疗法的"十六字要领"规程,选取微创三针点。a 针:在肠病相关诊疗区内脏治疗线;b 针:在胸腹部肠病对应诊疗区;c 针:在下肢胃肠病治疗点。

令患者取俯卧位,皮肤常规消毒后,取留线水针刀,按纵行留线法,在治疗点斜行进水针刀,达肌筋膜层后,平推进针 3～5cm,推注肠炎四联针,然后旋转针刀在腰骶筋膜区及腹外筋膜区充分扇行分离,若有结节,加大分离力度,直到针下有松动感,当患者有酸、胀感时,边推线边退水针刀,将肠炎灵药磁线留置治疗点的肌筋膜层,不使药磁线外露,出水针刀后,贴创可贴。每 1～2 周 1 次,3～5 次为 1 个疗程(图下 6-10)。

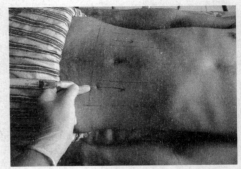

图下 6-10　脊源性结肠炎进针示意图

【注意事项】

1. 术前中药外敷,术后局部 TDP 照射,每日 1 次,每次 20～30 分钟。

2. 注意避免感染、注意饮食、生活规律、并保持精神愉快。

3. 可食用小米红枣粥、小米莲子粥等。

第十节　骶源性盆腔综合征

骶源性盆腔炎是指由于盆腔内小关节半错位,牵拉刺激支配盆腔脊神经、内脏神经支,引起腰骶部及骶髂关节周围酸胀、沉痛不适伴有腹部胀满或月经不调等症状。

骶后孔松解分离术、生殖病区分离留线术治疗骶源性盆腔综合征,水针刀微创疗法治疗本病,以生殖区、骶后孔为主区,以腹前生殖对应区及下肢生殖病点交叉选取治疗点,疗效确切、安全可靠。

中医认为经行,产后,胞脉空虚或平素体质虚弱,邪毒乘虚内侵。湿浊、热毒蕴结于下焦,与气血相搏,正邪交争,营卫不和,热毒壅盛。也可因热毒炽盛时治疗不当,邪未清、正气损,湿热蕴结成亚急性盆腔炎。

【诊断依据】

1. 腰部劳损史多见于长期弯腰劳动的中年人。

2. 主要表现为下腹部胀满、疼痛,白带增多,反复发作,缠绵难愈。

3. 常伴有腰骶部酸胀、沉痛不适等症。

4. 触诊腰骶部骶髂筋膜区、髂后上棘周围压痛结节,酸胀不适。

5. X线片可见骶髂关节半错位、尾骨偏歪。

【治则治法】 活血化瘀,松解结节。

【操作步骤】

1. 按比例先配置盆腔炎四联针。

2. 选用无菌的扁圆刃水针刀。

3. 取 3~5 支盆腔炎药磁线装入无菌磁线水针刀备用。

4. 按水针刀微创疗法的"十六字要领"规程,在生殖疾病相关诊疗区,选取微创三针点。a 针:在骶旁后孔外缘;b 针:在腹前生殖病对应区;c 针:在下肢生殖病点。呈十字留线法,可直接刺激调节脊髓的神经纤维末梢,达到调节治疗内脏神经的功能失调的作用。

令患者俯卧位,皮肤常规消毒后,取留线水针刀,在治疗点斜行进针刀,平推进针 3~5cm,推注盆腔炎四联针,然后在上述部位充分扇形分离,当患者有酸、胀感时,边推线边退水针刀,将妇炎灵药磁线留置治疗点的肌筋膜层,不使药磁线外露,出水针刀后,贴创可贴。每隔 15~20 天 1 次,5 次为 1 个疗程。

5. 对于病程长者,可以在患者生殖疾病对应诊疗区,下肢生殖治疗点注入盆腔炎四联针,水针刀纵行分离 3~6 针,刀下有松动感后,留置妇炎灵药磁线。同时可进行骶后孔松解分离术(图下 6-11)。

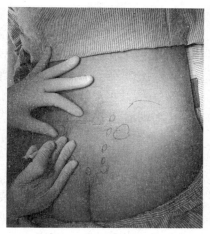

图下 6-11　骶源性盆腔综合征进针示意图

【注意事项】

1. 术前中药外敷,术后局部 TDP 照射,每日 1 次,每次 20~30 分钟。

2. 注意个人卫生及性生活卫生,防止经期、流产分娩后感染。避免进食油腻食物及刺激性食物。

3. 加强体育锻炼,增强抗病能力。

第十一节　骶源性阳痿症

骶源性阳痿是指盆腔内小关节半错位牵拉刺激盆腔周围的附件引起的男性成人阴茎不能勃起或勃起不坚。其发病原因除生殖器官的器质性病变外,多数是由于大脑皮质对勃起的抑制加强或脊髓中枢功能紊乱所致。《灵枢·邪气脏腑病形》中所称的"阴痿"即阳痿,现代医学称为性功能衰退的一种疾病。行水针刀微创疗法、骶后孔松解分离术、生殖病区分离留线术治疗骶源性阳痿疗效迅速、安全、可靠。

功能性阳痿常由于情绪不佳,过度紧张;过度劳累,身体衰弱;长期手淫,房事过频等,导致大脑皮质性功能失调,出现阳痿。夫妻感情不和以及其他矛盾心理造成的精神因素导致阳痿。

中医学认为,病因是房事不节、手淫过频、大怒惊恐、思虑过度、嗜酒过度、过食肥甘等。病机可概括为:命门火衰,精气亏损;心脾两虚、中气不足;肾气不足,相火妄动;肝气郁结,气血不输于下;惊恐伤肾,神志散失;湿热不注,真阳郁遏,气血被阻等。

【诊断依据】

1. 腰部劳损史多见于长期弯腰劳动的青年人。

2. 患者同房时阴茎不能勃起或不能完成性交活动。

3. 常伴有腰骶部酸胀、沉痛不适等症。

4. 触诊腰骶部骶髂筋膜区、髂后上棘周围压痛结节,酸胀不适。

5. X线片可见骶髂关节半错位、尾骨偏歪。

【治则治法】活血化瘀,松解结节。

【操作步骤】

1. 按比例先配置肾复康四联针。

2. 选用无菌的扁圆刃水针刀。

3. 取3~5支肾复康药磁线装入无菌磁线水针刀备用。

4. 按水针刀微创疗法的"十六字要领"规程,选取微创三针点。a针:在生殖病相关诊疗区内脏治疗线;b针:在腹前筋膜区下段生殖病对应诊疗区;c针:在下肢生殖泌尿治疗点。

令患者俯卧位,皮肤常规消毒后,取留线水针刀按十字留线法,在治疗点斜行进水针刀,平推进针3~5cm,推注肾复康四联针,充分扇形分离,当患者有酸、胀感时,边推线边退水针刀,将肾复康药磁线留置治疗点的肌筋膜层,不使药磁线外露,出水针刀后,贴创可贴。每1~2周1次,3~5次为1个疗程(图下6-12)。

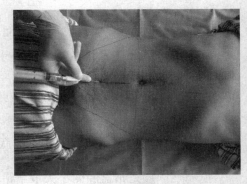

图下6-12 骶源性阳痿进针示意图

【注意事项】

1. 术前中药外敷,术后局部 TDP 照射,每日 1 次,每次 20~30 分钟。

2. 根据脊柱三步定位诊断法,结合临床表现及影像学检查,整复错位的骶髂关节。

3. 注意生活起居,不要过度疲劳;控制辛辣燥热刺激性食物;注意控制烟酒。

4. 节房事,性生活要有节制,不宜过度;防止手淫,恣情纵欲。

主要参考文献

1. 吴阶平.黄家驷外科学.第6版.北京:人民卫生出版社,1999.

2. 赵定麟.脊柱外科学.上海:上海科学技术出版社,1996.

3. 吴汉卿.大成水针刀疗法.北京:中国医药科技出版社,1996.

4. 龙层花.脊柱病因治疗学.香港:商务印书馆,1987.

5. 潘之清.实用脊柱病学.济南:山东科技出版社,1999.

6. 吴汉卿.脊柱相关病水针刀微创针法.北京:人民军医出版社,2006.

7. 宣蛰人.软组织外科学.上海:文汇出版社,2002.

8. 朱汉章.针刀医学原理学.北京:人民卫生出版社,2002.

9. 宋文阁.临床疼痛鉴别诊断学.济南:济南出版社,1992.

10. 董福慧.脊柱相关病.第2版.北京:人民卫生出版社,2006.

11. 吴汉卿.中医微创入路解剖彩色图谱.北京:人民军医出版社,2010.

12. 严振国.危险穴位临床解剖学.上海:上海第二军医大学出版社,2008.

13. 刘柏龄.退行性脊柱炎1000例分析.辽宁中医杂志,1982,(1):12-13.

14. 吴汉卿.筋骨三针疗法.北京:人民军医出版社,2011.

15. 严振国,李殿宁,白丽敏.中医应用神经解剖学.上海:上海科学技术出版社,2005.

16. 田纪均.错骨缝与筋出槽治疗术.第2版.北京:人民军医出版社,2012.

17. 吴汉卿.中华针刀·水针刀微创治疗学挂图.北京:中国医药科技出版社,2006.

18. 邵水金.实用躯体解剖学.上海:上海科学技术文献出版社,2006.

19. 吴汉卿.水针刀微创三维解剖学.香港:世界医药出版社,2002.

20. 陈秀华.中医传统特色疗法.北京:人民卫生出版社,2010.

21. 吴汉卿.脊柱相关病九大诊疗区系列挂图.第3版.北京:人民军医出版社,2006.

22. 宋一同.颈椎区形态变化与颈椎病.安徽中医杂志,1985,(7):20-23.

23. 李建民.前入路手术治疗颈椎病.实用外科杂志,1982,(3):17-19.

24. 吴汉卿.生物水针刀动静治疗学.第2版.香港:世界医药出版社,2002.

25. 郭长青. 针刀刀法手法学. 第9版. 北京:中国中医药出版社,2012.

26. 吴汉卿. 九针刀三维疗法. 香港:世界医药出版社,2002.

27. 吕选民. 中国整脊学. 西安:陕西人民出版社,2004.

28. 吴汉聊. 水针刀九大诊疗区药磁线植入疗法. 香港:世界医药出版社,2001.

29. 张建福. 骨伤疼痛疾病的中西医诊疗. 北京:中医古籍出版社,2002.

30. 吴汉卿. 中医脊诊整脊与微创技术. 沈阳:辽宁科学技术出版社,2009.

31. 陈秀华. 陈氏针法新释. 北京:人民卫生出版社,2007.

32. 吴汉卿. 脊柱、胸腹反射区诊治区挂图. 沈阳:辽宁科学技术出版社,2010.

33. 陈关富. 针刀治疗颈源性眩晕. 成都:四川科学技术出版社,2006.

34. 吴汉卿. 水针刀微创技术·骨筋伤病. 北京:人民卫生出版社,2013.

35. 冯天有. 损伤性脊柱疾病的发病与治疗. 新中医,2006,(11):42.

36. 吴汉卿. 水针刀微创技术·脊柱相关疾病. 北京:人民卫生出版社,2014.